EPILEPSIA
Los Mitos y los Hechos

Bernadette Booysen

LOS MITOS Y LOS HECHOS

First edition. September 28, 2022.

ISBN: 979-8201357054

Written by Bernadette Booysen.

Also by Bernadette Booysen

Epilepsy

My Lessons and Experiences

The Myths and the Facts

Los Mitos y los Hechos

الأساطير والحقائق

�����

Die Mythen und die Fakten

I Miti e i Fatti

Os Mitos e os Fatos

Мифы и факты

���� �� ����

�����

Les mythes et les faits

Die Mites en die Feite

Dedicación

Este libro está dedicado a usted, el lector. Usted es la persona que tomó la iniciativa y compró este libro para aumentar su conocimiento y conciencia sobre la epilepsia como trastorno. Es gracias a usted que podemos ayudar a otros a comprender, aunque sea una pequeña cosa, acerca de la epilepsia. Estos mitos en los que creen millones de personas debían explicarse porque el estigma causado por estos mitos hace que las personas con epilepsia se sientan avergonzadas de tener el trastorno y la mayoría de las personas con epilepsia sufren depresión y ansiedad a causa de ello. Así que este libro está dedicado a ti.

Los Mitos

1. La epilepsia es rara

2. La epilepsia es una enfermedad mental, una forma de locura o retraso

3. Poner algo en la boca de alguien que tenga una convulsión para evitar que se trague la lengua.

4.Sujete o sujete a alguien que está teniendo una convulsión

5. Puedes hacer que alguien se "salte" de una convulsión

6.Cualquier persona diagnosticada con epilepsia no puede conducir

7.Todos los epilépticos pierden el conocimiento y tienen convulsiones

8. La epilepsia no se puede controlar

9.La epilepsia es un trastorno de por vida

10.La epilepsia no mata

11. Solo los niños tienen epilepsia

12. Las personas con epilepsia están discapacitadas y no pueden llevar una vida normal con una familia e hijos

13. Las mujeres con epilepsia no pueden tener hijos y nunca deben casarse

14. Toda epilepsia es genética

15. Las personas con epilepsia están locas, malditas o poseídas por malos espíritus

16.Ningún famoso ha tenido epilepsia

17. Las personas que tienen epilepsia no son tan inteligentes como la persona promedio

18. Las personas que tienen convulsiones no pueden manejar trabajos de alta presión o muy exigentes.

19. Las personas con epilepsia se ven diferentes y puedes reconocerlas a simple vista por su apariencia

20.La epilepsia suele ir acompañada de otras dolencias físicas, minusvalías y discapacidades

21. La epilepsia es contagiosa y el trastorno se puede transmitir con un simple toque

22. La epilepsia no puede ser causada por un evento que sucedió mucho antes de que ocurriera la primera convulsión.

23. Es posible predecir las convulsiones si te esfuerzas lo suficiente

24. La persona que tiene la convulsión siente dolor durante la convulsión.

25. La epilepsia no se puede controlar con eficacia

26. Alguien con epilepsia trae estigma a la familia y por eso debe ocultarse

27. Realizar respiración artificial en alguien que está teniendo una convulsión

28. Si alguien en la familia tiene epilepsia, los niños también la tendrán

29. Las personas con epilepsia pueden lastimar a otros durante una convulsión

30.Existen leyes que impiden que las mujeres con epilepsia tengan hijos

31. No es seguro que las mujeres con epilepsia queden embarazadas

32. Los medicamentos para la epilepsia hacen que todos los métodos anticonceptivos sean menos efectivos

33. Todos los métodos anticonceptivos aumentan la posibilidad de convulsiones en mujeres con epilepsia

34. Los adolescentes con epilepsia no pueden asistir a la universidad

35. Los adolescentes con epilepsia no pueden practicar deportes

36. Las luces intermitentes o los videojuegos siempre provocan convulsiones

37. Las convulsiones febriles (provocadas por fiebre alta) causan epilepsia en los niños

38. Una persona que tiene epilepsia o convulsiones no puede donar sangre

39. Infligir escarificación puede curar la epilepsia.

40. Aplicar pimienta u otros brebajes en los ojos puede curar la epilepsia.

41. Los pies ardientes pueden curar la epilepsia

Los Hechos

Mito 1: La epilepsia es rara y no hay muchas personas que la tengan.

A nivel mundial, alrededor de 2,4 millones de personas son diagnosticadas con epilepsia cada año, casi el ochenta por ciento en países de bajos y medianos ingresos. Las personas con epilepsia responden al tratamiento aproximadamente el setenta por ciento de las veces, pero alrededor de las tres cuartas partes de las personas con epilepsia no reciben el tratamiento que necesitan.

Hay más del doble de personas con epilepsia en los Estados Unidos que personas con parálisis cerebral (quinientas mil), distrofia muscular (doscientas cincuenta mil), esclerosis múltiple (trescientas cincuenta mil) y fibrosis quística (treinta mil) combinados. La epilepsia puede ocurrir como una condición única o puede acompañar a otras condiciones que afectan el cerebro, como parálisis cerebral, retraso mental, autismo, Alzheimer y lesión cerebral traumática.

La epilepsia es una condición médica común. Se estima que una de cada doce personas tendrá una convulsión en su vida, y aproximadamente uno de cada cien canadienses tiene epilepsia. La epilepsia puede afectar a cualquier persona, aunque tiende a ser más común en niños y ancianos. La epilepsia todavía se malinterpreta. Esto hace que las cosas sean más difíciles para las muchas personas que viven con él, y para sus familiares y amigos. Usted puede ayudar aprendiendo los hechos.

Más de 2,7 millones de personas en los Estados Unidos tienen epilepsia. Es el tercer trastorno más común después de la enfermedad de Alzheimer y el accidente cerebrovascular. La epilepsia tiene la misma prevalencia que la parálisis cerebral, la esclerosis múltiple y la enfermedad de Parkinson combinadas. La epilepsia es la condición neurológica más común en el mundo de hoy y no discrimina de ninguna edad, raza, origen socioeconómico o étnico.

Se estima que cincuenta millones de personas en el mundo tienen epilepsia. Se estima que el número de personas en el mundo que sufrirán al menos una convulsión en su vida es de aproximadamente cien millones de personas. En hasta el setenta por ciento de las personas con epilepsia, responderá al tratamiento y se controlará con el tiempo. En los países en desarrollo, entre el ochenta y el noventa por ciento de las personas con epilepsia no reciben el tratamiento adecuado.

La epilepsia es en realidad un trastorno muy común. Aproximadamente una de cada veinte personas tendrá al menos una convulsión en su vida. Algunas personas solo tienen una convulsión y nunca tienen otra. Sin embargo, ¡hay otros que tienen convulsiones todos los días!

Hay dos tipos principales de epilepsia. Petit-mal (ahora llamado Focal Onset) y grand-mal. Las convulsiones de petit-mal son convulsiones pequeñas en las que la persona salta o algunas personas incluso dicen cosas extrañas; las personas con este tipo de epilepsia parecen entrar en una especie de trance. Sin embargo, hay muchas personas que tienen convulsiones grand-mal, que son las convulsiones completas con caídas y temblores comúnmente conocidas por la mayoría de las personas como convulsiones epilépticas. ¡Estas convulsiones pueden gobernar tu vida! Cuando tienes uno, no puedes hacer mucho durante el resto del día porque te hacen sentir débil y cansado durante unas horas después.

Aunque es un trastorno tan común, no se están realizando muchas investigaciones sobre la epilepsia. Hay tantos tipos diferentes que puedo entender que sería una tarea difícil, pero ¿no es posible hoy en día hacer algo para tratar de ayudar a todas las personas que luchan diariamente contra la epilepsia? Espero sinceramente que algún día encuentren una cura para este trastorno. Entonces, contrariamente al mito, la epilepsia es un trastorno muy común.

Mito 2: La epilepsia es una enfermedad mental, una forma de locura o retraso

La epilepsia no es una forma de enfermedad mental y no causa enfermedad mental. La epilepsia es un trastorno o condición física que afecta la actividad eléctrica del cerebro y el sistema nervioso. No es un trastorno mental. Tanto el retraso mental como la epilepsia pueden resultar de un trastorno cerebral. No es muy frecuente que la epilepsia sea una causa de retraso. Más a menudo es un defecto o lesión cerebral lo que causa el retraso y no la epilepsia.

Es fácil esperar que un niño con una lesión cerebral pueda desarrollar epilepsia y retraso mental. Esto sucede a menudo en niños con lesión cerebral congénita o hereditaria a una edad temprana debido a un accidente cerebrovascular, infección o traumatismo cerebral. Este mito viene desde el siglo XVIII. ¿Puedes creer que hay gente que todavía lo cree? Uno pensaría que la gente habría aprendido algunas cosas nuevas sobre la epilepsia en los últimos cien años.

Incluso hay personas que tienen miedo de que una persona que tiene epilepsia tenga algún tipo de 'episodio' loco en el que intentará lastimar a alguien que esté cerca. Algunas personas creen que la epilepsia es una forma de locura, por lo que debe tratarse en un manicomio. La epilepsia es un trastorno del cerebro y por lo tanto debe ser tratada por médicos, neurólogos o psiquiatras. Es cierto que algunas personas con epilepsia tienen una enfermedad mental o algún tipo de retraso mental, pero también muchas otras personas que no tienen epilepsia.

La epilepsia es un trastorno del cerebro, por lo que debe ser tratada por médicos, neurólogos o psiquiatras. Durante un ataque epiléptico, el cerebro de la persona tiene, lo que me gusta llamar, un cortocircuito. Durante unos segundos o minutos el cerebro no funciona como lo haría normalmente. Las señales normales enviadas por el cerebro al resto del cuerpo no funcionan como deberían. Esta no es una razón para creer que la persona está loca, loca o retrasada de alguna manera. La epilepsia es un término general que cubre alrededor de veinte tipos diferentes de trastornos convulsivos. Es un problema funcional, físico, no mental.

Mito 3: Poner algo en la boca de alguien que sufre una convulsión para evitar que se trague la lengua

Esto es lo peor que podrías hacer. Es físicamente imposible que una persona se trague su propia lengua. Poner cosas en la boca de la persona puede hacer que los dientes se astillen, perforar las encías, podría hacer que se muerda la lengua o el interior de la boca o incluso podría romperle la mandíbula.

Los primeros auxilios correctos son simples, girar suavemente a la persona hacia un lado (posición de recuperación) y colocar algo suave debajo de la cabeza para evitar que se lastime. Al agarrar, la lengua está relajada y si la persona está acostada boca arriba, la lengua puede caer hacia la parte posterior de la garganta y bloquear las vías respiratorias. Si esto sucede, gire a la persona sobre un costado en la posición de recuperación.

Si la persona estaba comiendo cuando comenzó la convulsión, verifique que no quede comida dentro de la boca y retírela. Es posible que la persona se atragante con la comida, por lo que es mejor comprobarlo.

Por lo tanto, no meta nada en la boca de la persona. Todo lo que necesita hacer para ayudar es poner a la persona de costado y tratar de mantenerla cómoda hasta que termine la convulsión y la persona pueda descansar o dormir.

Mito 4: Sujete o sujete a alguien que está teniendo una convulsión

Nunca utilice la restricción cuando alguien está teniendo una convulsión. La convulsión seguirá su curso y no podrá detenerla. Es muy probable que sujetar a alguien que está teniendo una convulsión solo lo lastime o le cause lesiones. Existe la posibilidad de causar esguinces o incluso romper huesos si los mantiene presionados con demasiada fuerza. Compruebe y elimine cualquier objeto peligroso que se encuentre cerca de la persona.

Intentar sujetar no detendrá ni ralentizará la convulsión y es probable que los agite o les haga daño. Solo mueva a la persona si está en peligro de sufrir daños, por ejemplo, si está en una calle muy transitada o si está cerca de escaleras. La persona no podrá responder ni reconocer a nadie hasta que termine la convulsión e incluso entonces, probablemente todavía estará confundida por un período de tiempo.

Trate de colocar un cojín o algo suave debajo de la cabeza para evitar que se golpee la cabeza. Gírelos de lado y limpie la cara de la persona con un paño húmedo.

Mantener la calma es lo mejor que puedes hacer en esta situación. Creo que ayuda a la persona que está teniendo la convulsión a superarla con menos estrés para la mente y el cuerpo.

Mito 5: Puedes hacer que alguien se "salve" de una convulsión

¡Esto no es posible! Una vez que la persona tiene la convulsión, no hay forma de detenerla, sin importar lo que haga. Lo mejor que puedes hacer es quedarte con la persona y hablarle con calma. Asegúrese de que la persona esté segura y trate de brindarle apoyo y tranquilidad una vez que se despierte y vuelva a ser consciente de su entorno.

La convulsión seguirá su curso y la persona dormirá un poco y luego volverá a la normalidad. Mientras no se haya lastimado durante la convulsión, la persona probablemente estará cansada y soñolienta, pero en su mayoría volverá a la normalidad.

Algunas personas han adquirido un perro especialmente entrenado que, dicen, puede detectar una posible convulsión antes de que suceda. Esto funcionará si la persona que tiene epilepsia conoce su trastorno lo suficientemente bien como para saber qué es lo mejor que puede hacer para evitar que comience la convulsión.

Otros han intentado usar diferentes "ayudas" o dispositivos que activan una alarma o una señal para notificar a la persona o personas cercanas de un ataque inminente. Estos dispositivos pueden ayudar a tomar medidas para evitar que comience un ataque, aunque no hay forma de detener una convulsión una vez que ha comenzado. Desafortunadamente, sin embargo, no hay forma de hacer que una persona salga de eso.

Mito 6: Cualquier persona diagnosticada con epilepsia no puede conducir

El hecho de que le hayan diagnosticado epilepsia no significa que no pueda conducir. Muchas personas que han sido diagnosticadas con este trastorno lo tienen bajo control. Si una persona epiléptica no ha tenido una convulsión durante dos años o más, se considera que no está en forma. Este período de tiempo libre de convulsiones difiere entre países, así que consulte las normas y reglamentos de su país específico y averigüe si cumple con las pautas establecidas por las autoridades de conducción. Ya sea que estén tomando medicamentos antiepilépticos o no, siempre y cuando no estén en forma, está bien que la persona conduzca.

Esta, sin embargo, es una decisión que debe tomar la persona epiléptica junto con el consejo de su neurólogo porque si la persona no está completamente libre, siento que la persona estará poniendo en peligro su vida y la de otras personas. , entonces el riesgo definitivamente no vale la pena. Prefiere coger un ascensor o utilizar el transporte público.

En cuanto al mito, por supuesto que una persona epiléptica puede conducir; la pregunta es si es seguro o no según el tipo y la gravedad de su epilepsia y qué tan bien controlada está. La persona que tiene la epilepsia es quien debe contemplar esto y sopesar los pros y los contras en su situación y según su tipo específico de epilepsia.

Las personas con la afección tienen el mismo rango de habilidades e inteligencia que cualquier otra persona. Algunos tienen convulsiones severas y no pueden trabajar; otros son exitosos y productivos en carreras desafiantes. Las personas con trastornos convulsivos se encuentran en todos los ámbitos de la vida y en todos los niveles de los negocios, el gobierno, las artes y las profesiones.

Si las convulsiones de una persona no están controladas, se restringe la conducción. La Rama de Vehículos Motorizados normalmente permitirá conducir si su médico está de acuerdo en que no han tenido convulsiones durante seis meses y que toman sus medicamentos de manera constante.

Mito 7: Todos los epilépticos pierden el conocimiento y tienen convulsiones

No, eso no le sucede a todas las personas epilépticas. Algunos sí, pero no todos. Hay tantos tipos diferentes de convulsiones. Sí, algunas personas pierden el conocimiento y tienen convulsiones, pero hay otras que simplemente comienzan a hablar de manera extraña sobre cualquier cosa y todo, depende, y algunas que simplemente saltan o hacen movimientos extraños o inusuales. Suena extraño, pero literalmente simplemente saltan, están en una especie de trance y luego vuelven a la normalidad.

De hecho, hay más de cuarenta tipos diferentes de convulsiones y una convulsión no es el tipo más común. Las convulsiones pueden tomar muchas formas, incluida una mirada en blanco, un movimiento involuntario, alteración de la conciencia, un cambio en la sensación o una convulsión.

Un ataque epiléptico es una explosión anormal de actividad eléctrica que surge dentro del cerebro. Hay muchos tipos diferentes de convulsiones. El tipo de convulsión que tiene una persona depende de qué parte y qué parte del cerebro se ve afectada por la perturbación eléctrica que produce las convulsiones. Las convulsiones se dividen en dos categorías principales: convulsiones generalizadas (ausencia, atónicas, tónico-clónicas, mioclónicas) o convulsiones parciales (simples y complejas). Las personas con epilepsia pueden experimentar más de un tipo de convulsión.

Hay muchos tipos diferentes de epilepsia y convulsiones según la parte del cerebro afectada. Según la Liga Internacional contra la Epilepsia, la clasificación de las epilepsias es la siguiente:

Tipos de convulsiones:

Comienzo generalizado: Motor; Tónico-clónico y variantes; Tónico(Atónico, Mioclónico, Mioclónico atónico, Espasmos epilépticos); No motora (Ausencia típica, Ausencia atípica, Ausencia mioclónica); Ausencia con mioclonía palpebral.

Convulsión de inicio focal: Consciente; Alteración de la conciencia; Inicio-automatismos motores, espasmos atónicos, clónicos, epilépticos, hiperquinéticos, mioclónicos, tónicos; Inicio no motor: autonómico, detención del comportamiento, cognitivo (lenguaje alterado, otros dominios cognitivos, características positivas, por ejemplo: déjà vu, alucinaciones, distorsiones perceptivas), emocional (ansiedad, miedo, alegría, etc.), sensorial; Focal a tónico-clónico bilateral.

Convulsión de inicio desconocido: Motor-tónico-clónico, espasmos epilépticos; Detención por conducta no motora

Desclasificado

Clasificación de la epilepsia: epilepsia generalizada; epilepsia focal; Epilepsia generalizada y focal; Epilepsia desconocida

Síndromes de epilepsia:

Neonatal/Infantil: convulsiones neonatales autolimitadas y epilepsia neonatal familiar autolimitada; Epilepsia infantil familiar y no familiar autolimitada; Encefalopatía mioclónica temprana; síndrome de Ohtahara; síndrome de West; síndrome de Dravet; Epilepsia mioclónica en la infancia; Epilepsia de la infancia con convulsiones focales migratorias; Encefalopatía mioclónica en trastornos no progresivos; Convulsiones febriles plus, epilepsia genética con convulsiones febriles plus.

Niñez: epilepsia con convulsiones mioclónicas-atónicas; Epilepsia con mioclonías palpebrales; síndrome de Lennox-Gastaut; Epilepsia de ausencia infantil; Epilepsia con ausencias mioclónicas; síndrome de Panayiotopoulos; Epilepsia occipital infantil (tipo Gastaut); Epilepsia del lóbulo occipital fotosensible; Epilepsia infantil con puntas centrotemporales; Epilepsia infantil atípica con puntas centrotemporales; Encefalopatía epiléptica con puntas y ondas continuas durante el sueño; síndrome de Landau-Kleffner; Epilepsia del lóbulo frontal nocturna autosómica dominante.

Adolescente/Adulto: Epilepsia de ausencia juvenil; epilepsia mioclónica juvenil; Epilepsia con convulsiones tónico-clónicas generalizadas solas; Epilepsia autosómica dominante con características auditivas; Otras epilepsias familiares del lóbulo temporal.

Cualquier edad: epilepsia focal familiar con focos variables; Epilepsias reflejas; Epilepsias mioclónicas progresivas

Epilepsia Etiologías: Etiología genética; Etiología estructural; etiología metabólica; etiología inmune; Etiología infecciosa; Etiología desconocida

Para obtener más información sobre todos los tipos de convulsiones, estoy escribiendo un libro sobre las convulsiones que se publicará pronto.

Mito 8: La epilepsia no se puede controlar

La epilepsia es un problema médico crónico que para muchas personas puede tratarse con éxito. Desafortunadamente, el tratamiento no funciona para todos y existe una necesidad crítica de más investigación. Lo cierto es que la epilepsia es un trastorno muy común. La epilepsia puede ocurrirle a cualquiera en cualquier momento. En la gran mayoría de los casos, la epilepsia no debería impedir que alguien viva una vida saludable y productiva. Con demasiada frecuencia, los conceptos erróneos de las personas sobre la epilepsia crean la discapacidad, no la epilepsia en sí. Muchas características de las convulsiones y sus efectos posteriores inmediatos pueden malinterpretarse fácilmente como un comportamiento "loco" o "violento".

Desafortunadamente, los oficiales de policía e incluso el personal médico pueden confundir los comportamientos relacionados con las convulsiones con otros problemas. Sin embargo, estos comportamientos simplemente representan acciones semiconscientes o confusas que resultan de la convulsión. Durante las convulsiones, es posible que algunas personas no respondan a las preguntas, digan tonterías, se desnuden, repitan una palabra o frase, arruguen papeles importantes o parezcan asustadas y griten. Algunos se confunden inmediatamente después de una convulsión y, si se les restringe o se les impide moverse, pueden agitarse y ponerse agresivos. Algunas personas pueden responder preguntas y mantener una conversación bastante bien, pero varias horas después, no pueden recordar la conversación en absoluto.

La epilepsia es perfectamente compatible con una vida normal, feliz y plena. Sin embargo, la calidad de vida de la persona puede verse afectada por la frecuencia y la gravedad de las convulsiones, los efectos de los medicamentos, las reacciones de los espectadores a las convulsiones y otros trastornos que a menudo están asociados o son causados por la epilepsia.

Algunos tipos de epilepsia son más difíciles de controlar que otros tipos de epilepsia. Vivir con éxito con epilepsia requiere una perspectiva positiva, un entorno de apoyo y una buena atención médica. Hacer frente a la reacción de otras personas al trastorno puede ser la parte más difícil de vivir con epilepsia.

Adquirir una perspectiva positiva puede ser más fácil decirlo que hacerlo, especialmente para aquellos que han crecido con inseguridad y miedo. Es importante inculcar un fuerte sentido de autoestima en los niños. Muchos niños con enfermedades continuas a largo plazo, no solo epilepsia sino también trastornos como asma o diabetes, tienen baja autoestima. Esto puede deberse en parte a las reacciones de los demás y en parte a la preocupación de los padres, que fomenta la dependencia y la inseguridad. Los niños desarrollan una fuerte autoestima e independencia a través de elogios por sus logros y énfasis en sus habilidades potenciales.

La mayoría de las personas a las que se les diagnostica epilepsia pueden tratarse con éxito con los medicamentos adecuados. La epilepsia se puede controlar con la variedad y la dosis adecuadas de medicamentos antiepilépticos para la persona y su tipo de epilepsia. Esto puede, sin embargo, a veces tomar años para lograr. Algunas personas logran controlar su epilepsia con bastante rapidez y facilidad, pero algunas luchan durante años o no tienen la suerte de llegar al punto en el que están libres.

Puede ser muy difícil tanto para los neurólogos como para los pacientes encontrar la variedad adecuada de medicamentos para controlar la epilepsia, pero se está haciendo. Incluso cuando se experimenta con otros tratamientos, como cirugía, estimulación cerebral o dieta, los medicamentos para la epilepsia aún deben tomarse, al menos por un tiempo después.

Más de veinte medicamentos diferentes, también llamados anticonvulsivos o fármacos antiepilépticos, están actualmente disponibles para tratar la epilepsia. Como grupo, estos medicamentos ocupan el quinto lugar entre los medicamentos más recetados en los Estados Unidos. Más de cincuenta y seis millones de recetas se surten en un año típico solo en los Estados Unidos de América. Otra opción es el estimulador del nervio vago.

El objetivo del tratamiento de la epilepsia es prevenir las convulsiones. Los tratamientos incluyen medicación antiepiléptica, cirugía, estimulación del nervio vago y en niños la dieta cetogénica. De estos tratamientos, el uso regular de medicamentos para prevenir las convulsiones es el más común y es el primero que se prueba. Diferentes medicamentos controlan diferentes tipos de convulsiones. Un medicamento que ayuda a una persona puede no ser efectivo para otra.

Mito 9: La epilepsia es un trastorno de por vida (nunca mejorará ni desaparecerá)

La epilepsia no es necesariamente un trastorno de por vida. Algunas epilepsias infantiles se superan y más del setenta por ciento de las personas con epilepsia se liberan de las convulsiones con medicamentos, muchas dentro de los cinco años posteriores al diagnóstico. Si una persona tiene un período libre de convulsiones de dos años o más, es posible dejar de tomar medicamentos antiepilépticos bajo supervisión y consejo médico.

Cuando se toman medicamentos y otras formas de tratamiento, es posible que las personas con este trastorno vivan sin convulsiones. Más del ochenta por ciento de los pacientes estarán libres de convulsiones. Se utilizan algunos tratamientos, a saber, medicamentos antiepilépticos, estimulación vagal, cirugía de epilepsia, aceite de cannabis y dieta cetogénica.

Hay varios fármacos antiepilépticos que son eficaces en el tratamiento de la epilepsia. La elección del fármaco la realiza el neurólogo en función de la edad, el sexo, el tipo de crisis, el estilo de vida y las condiciones médicas de cada paciente (alergias u otras enfermedades). Muchas personas pueden disfrutar de la libertad de las convulsiones después de tomar medicamentos durante unos dos a cinco años.

La epilepsia puede comenzar en cualquier momento de la vida de una persona y también ha habido casos en los que todo se detiene nuevamente y la persona no tiene más convulsiones por el resto de su vida. La epilepsia también puede ser solo una o varias convulsiones y luego simplemente se detiene, tan repentinamente como comenzó. Creo que esto podría ser un poco confuso para todos los involucrados porque la epilepsia no solo afecta a la persona que sufre las convulsiones, sino también a todos sus seres queridos. Sin embargo, cualquier minimización de la gravedad o frecuencia de las convulsiones podría ser un gran peso que se quita de los hombros de la persona y su familia.

Hay muchas otras personas epilépticas que no tienen tanta suerte y viven con este trastorno a diario. La epilepsia de algunas personas comienza como un niño pequeño, algunos adolescentes y algunos adultos; depende de muchas variables. Mucha gente también tiende a desarrollar epilepsia después de un accidente grave; esto se llama epilepsia postraumática y es bastante común.

Mito 10: La epilepsia no mata

Se estima que entre veinticinco y cincuenta mil personas mueren cada año a causa de la epilepsia y causas relacionadas, incluido el estado epiléptico (una convulsión que no termina), muerte súbita inesperada por epilepsia (SUDEP), ahogamiento, asfixia, quemaduras y caídas durante y después una convulsión y otros accidentes trágicos.

La mortalidad directamente relacionada con la epilepsia es alta. La tasa de mortalidad internacional anual se estimó en alrededor de veinte muertes por mil, lo que es extremadamente alto para un trastorno en gran parte desconocido.

Puedes morir de epilepsia. Si bien la muerte por epilepsia no ocurre con frecuencia, la epilepsia es una afección muy grave y las personas mueren a causa de las convulsiones. La causa de muerte más común es la muerte súbita inesperada en la epilepsia (conocida como SUDEP). Si bien aún hay mucho que no sabemos sobre la SUDEP, los expertos estiman que una de cada mil personas con epilepsia muere a causa de la SUDEP cada año.

Las personas también pueden morir por convulsiones prolongadas (estado epiléptico). Casi el dos por ciento de las muertes en personas con epilepsia se deben a este tipo de emergencia convulsiva.

La epilepsia sigue siendo una afección muy grave y las personas mueren a causa de las convulsiones. Los expertos estiman que los SEIY prolongados (Status Epilepticus) son la causa de veintidós a cuarenta y dos mil muertes en los Estados Unidos cada año. En un importante estudio sobre el estado epiléptico, el cuarenta y dos por ciento de las muertes ocurrieron en personas con antecedentes de epilepsia.

La epilepsia es un trastorno muy mortal y peligroso que mata a las personas a diario. No es la epilepsia directamente la que provoca las muertes sino el lugar o las circunstancias en las que se produce la convulsión. Miles de personas se ahogan (no se puede nadar cuando se tiene una convulsión), tienen accidentes mortales (no se puede controlar cómo o dónde sucede) y algunas simplemente se caen por el camino equivocado y causan lesiones mortales.

SUDEP, es muy real para millones de personas que han perdido seres queridos. La mayoría de las personas que han fallecido por SUDEP han tenido convulsiones nocturnas y no se despertaron para ver otro día. Sí, es un hecho muy triste, pero es cierto y solo se puede prevenir con la protección y el cuidado de otra persona las veinticuatro horas del día, lo que no siempre es posible.

Mito 11: Los niños únicos tienen epilepsia

Cualquiera puede tener epilepsia. Desde un niño recién nacido hasta un anciano. La epilepsia puede comenzar a cualquier edad, pero se diagnostica con mayor frecuencia en personas menores de veinte años y mayores de sesenta y cinco. Esto se debe a que algunos casos son más comunes en personas jóvenes (como dificultades en el parto, infecciones infantiles o accidentes) y en personas mayores como accidentes cerebrovasculares o enfermedades cardíacas que pueden derivar en epilepsia). Para algunas personas, su epilepsia podría "desaparecer" y dejar de tener convulsiones. Esto se llama remisión espontánea.

La incidencia de epilepsia en las personas mayores es mayor que en los niños. La epilepsia puede desarrollarse en cualquier persona ya cualquier edad. Una de cada veintiséis personas desarrollará epilepsia en su vida. La epilepsia es la cuarta afección neurológica más común y la epilepsia afecta a más de sesenta y cinco millones de personas en todo el mundo.

Los nuevos casos de epilepsia son más comunes en niños en el primer año de vida. La tasa de nuevos casos de epilepsia desciende hasta los diez años y luego se estabiliza. Después de los cincuenta y cinco años, la tasa de nuevos casos de epilepsia comienza a aumentar, ya que las personas desarrollan accidentes cerebrovasculares, tumores cerebrales o la enfermedad de Alzheimer, que pueden causar epilepsia.

Mito 12: Las personas con epilepsia están discapacitadas y no pueden llevar una vida normal con una familia e hijos

Las personas con epilepsia pueden hacer casi cualquier cosa. Pueden ir a la escuela, practicar deportes, trabajar y casarse. Las convulsiones solo ocurren durante unos minutos en la vida de una persona. El resto del tiempo son normales y pueden hacer cosas normales. Cuando las convulsiones son poco frecuentes o están controladas, las personas con epilepsia pueden hacer casi todo lo que pueden hacer las personas sin epilepsia. Se alienta a las personas con epilepsia a llevar una vida normal. Sin embargo, se observan ciertas precauciones de seguridad.

La epilepsia no es una barrera para el logro personal. La mayoría de las personas con epilepsia tienen el mismo rango de habilidades e inteligencia que otras personas. Aunque un número importante de personas con dificultades auditivas y/o discapacidad intelectual también tienen epilepsia. No significa que las personas con epilepsia tengan necesariamente dificultades de aprendizaje o una discapacidad intelectual.

La epilepsia se considera legalmente una discapacidad, sin embargo, las personas epilépticas pueden llevar una vida razonablemente normal. Con la ayuda de medicamentos antiepilépticos, incluso puede llegar al punto en que se controle la epilepsia y esté en forma. Tener un esposo o esposa con quien pasar la vida e hijos que criar es cien por ciento posible. Tengo un esposo de veintitrés años y dos hermosos hijos y me diagnosticaron convulsiones tónico-clónicas con choques mioclónicos cuando tenía diecisiete años.

La epilepsia puede afectar el estilo de vida de una persona, pero se puede vivir una vida plena. Puedes hacer las cosas con moderación, evitando los extremos. Antes de comenzar a hacer algo nuevo, piense si podría lastimarse o lastimar a otra persona si tuviera una convulsión. Si pudiera o sus convulsiones no están bien controladas, deberá evitar la actividad o ser muy cauteloso.

Mito 13: Las mujeres con epilepsia no pueden tener hijos y nunca deben casarse

Tener epilepsia no interfiere con el proceso reproductivo de hombres o mujeres. Es una condición médica y afecta a las personas en diversos grados.

Las mujeres con epilepsia pueden tener hijos fácilmente y muchas de ellas son madres casadas y futuras madres. Las mujeres podemos consolarnos sabiendo que miles y miles de mujeres con epilepsia están cuidando su propia salud, criando a sus hijos y haciendo que funcione. Todos sabemos que no importa cuánto lo intentemos, no hay madres perfectas ni familias perfectas.

Criar hijos es una mezcla emocionante, pero a menudo aterradora, de felicidad, diversión, asombro y preocupación, pero la epilepsia añade un elemento más a la mezcla. Sin embargo, para mí, no cambia los conceptos básicos de ser esposa y madre. Como las madres en todas partes, las mujeres con epilepsia están haciendo todo lo posible por sus hijos. Sobre todo, quieren ayudarlos a convertirse en jóvenes seguros de sí mismos, felices, compasivos, bien educados e independientes.

Cuidarse como mujer con epilepsia significa que su salud debe ser lo primero. Sentirse bien y mantenerse saludable le ayuda a ser el tipo de madre que desea ser, para usted y su familia. Cuidarse significa aprender todo lo que pueda sobre el tipo de epilepsia que tiene y lo que puede hacer para limitar los efectos de la epilepsia en usted y su familia. Cuidarse a sí mismo significa encontrar un médico que le guste y en quien pueda confiar. Alguien que te escuche y te valore como persona. Cuidarse a sí mismo significa conocer sus medicamentos anticonvulsivos, así como sus efectos y los métodos de tratamiento disponibles. Cuidarse a sí mismo significa desarrollar su autoestima y confianza en sí mismo en sus relaciones dentro y fuera de la familia.

La mayoría de las mujeres con epilepsia pueden tener hijos de manera segura, sin efectos adversos para el bebé. El matrimonio de mujeres con epilepsia es un tema delicado y sensible y debe manejarse de manera adecuada. Ciertamente no hay ningún impedimento contra el matrimonio.

Mito 14: Toda epilepsia es genética

La epilepsia puede ser genética, pero no siempre es así. Hay muchos tipos diferentes de epilepsia y muchas causas o razones para ello.

La herencia, la genética o los rasgos físicos que recibimos de nuestros padres pueden jugar un papel importante en muchos casos de epilepsia. Por ejemplo, no todas las personas que tienen una lesión grave en la cabeza, que puede ser una causa clara de convulsiones, tendrán epilepsia. Aquellas personas que desarrollan epilepsia pueden ser más propensas a tener antecedentes de convulsiones en su familia. Esta historia familiar sugiere que es más fácil para ellos desarrollar epilepsia que para las personas sin tendencia genética.

Cuando las convulsiones comienzan en ambos lados del cerebro al mismo tiempo, se denomina epilepsia generalizada, que es más probable que involucre factores genéticos que la epilepsia parcial o focal. Sin embargo, en los últimos años se han encontrado vínculos genéticos con algunas formas de epilepsia parcial.

El riesgo de que los hermanos de niños con epilepsia también desarrollen el trastorno es un poco más alto de lo normal, porque puede haber una tendencia genética en la familia a las convulsiones y la epilepsia. Aun así, la mayoría de los hermanos no desarrollarán epilepsia. Es más probable que ocurra epilepsia en un hermano si el niño con epilepsia tiene convulsiones generalizadas.

La mayoría de los hijos de personas con epilepsia no desarrollan convulsiones ni epilepsia. Sin embargo, es posible porque los genes se transmiten de padres a hijos. El riesgo para los niños cuyo padre tiene epilepsia es solo un poco más alto. Si la madre tiene epilepsia y el padre no, el riesgo sigue siendo menos de cinco en cien. Si ambos padres tienen epilepsia, el riesgo es un poco mayor. La mayoría de los niños no heredarán la epilepsia de uno de los padres, pero la probabilidad de heredar algunos tipos de epilepsia es mayor.

Si tiene epilepsia, puede tener miedo de que sus hijos también tengan epilepsia. Sin embargo, es importante conocer los hechos y comprender los riesgos de pasárselo a sus hijos. El riesgo de transmitirla suele ser bajo y tener epilepsia no debería ser motivo para no tener hijos.

Las pruebas médicas pueden ayudar a las personas que tienen una forma genética conocida de epilepsia a comprender sus riesgos. Si un niño desarrolla epilepsia, recuerde que muchos niños pueden controlar por completo las convulsiones y, para algunos, las convulsiones pueden desaparecer.

Lo que es más importante, tener convulsiones y epilepsia no significa que usted o su hijo sean diferentes o menos importantes que los demás. Aunque la cantidad de genes de epilepsia ya conocidos es impresionante, probablemente solo representen la punta del iceberg.

Se estima que aproximadamente el cincuenta por ciento de todos los genes, al menos durante el desarrollo fetal, se expresan en el cerebro y, por lo tanto, podrían considerarse candidatos para trastornos convulsivos. Además, investigaciones recientes han demostrado que es probable que las alteraciones del número de copias del ADN genómico y los elementos reguladores de los genes sean tan importantes para los trastornos humanos como las mutaciones que afectan directamente a los genes.

En el futuro, la hibridación del genoma completo o el análisis del polimorfismo de un solo nucleótido en todo el genoma se convertirán en herramientas importantes para la identificación de alteraciones genéticas con aplicación potencial a formas comunes de epilepsia.

Cualquiera puede desarrollar epilepsia en cualquier momento. Algunas personas nacen con ella, mientras que otras tienen su primera convulsión en la mediana edad. Si bien la genética puede ser un factor, existen otras causas más comunes de epilepsia, como un traumatismo craneal, un tumor o lesión cerebral y un accidente cerebrovascular. En la mayoría de los casos, alrededor del sesenta y cinco al setenta por ciento, se desconoce la causa de la epilepsia.

En algunos casos raros, la condición que causa la epilepsia se hereda genéticamente. Sin embargo, esos casos no son la mayoría. Existen marcadores genéticos para la epilepsia, pero eso no significa que la persona desarrollará la enfermedad.

Mito 15: Las personas con epilepsia están locas, malditas o poseídas por espíritus malignos

Las personas con epilepsia no están locas, malditas o poseídas. Esta es una idea de hace siglos, cuando la gente no sabía que los cambios en las células cerebrales provocan convulsiones. Podría haber tenido sentido para la gente en ese entonces, pero ahora sabemos que muchas cosas pueden dañar el cerebro y provocar convulsiones. La gente solía explicar comportamientos extraños, deambular o murmurar, diciendo que la persona está loca, maldita o poseída por espíritus malignos.

La epilepsia es un trastorno del cerebro causado por un estallido repentino y breve de descarga eléctrica excesiva en el cerebro. Las anomalías a menudo se registran en una máquina registradora de ondas cerebrales llamada electroencefalograma (EEG). Cuando las células cerebrales sufren una actividad eléctrica anormal, es similar a un "cortocircuito" o "conexión a tierra" dentro del cerebro. Esto resulta en movimientos anormales, sensaciones, comportamiento o inconsciencia. Esto puede durar muy poco, como unos pocos minutos. Esto se llama convulsión. Cuando las convulsiones se vuelven recurrentes o ocurren dos o más veces sin una causa obvia, se llama epilepsia. Hay muchos tipos diferentes de convulsiones según la parte del cerebro afectada.

Las convulsiones generalmente alteran el movimiento, la sensación, el comportamiento y/o la conciencia. Una convulsión puede tomar muchas formas diferentes, incluida una mirada en blanco, movimientos incontrolados, alteración de la conciencia, sensaciones extrañas o convulsiones.

Las personas con epilepsia no están locas ni poseídas de ninguna manera. Tenemos un trastorno o discapacidad, lo que prefieras, que afecta a nuestro cerebro y por lo tanto afecta al cuerpo durante una convulsión. La epilepsia es un trastorno físico y funcional. Las convulsiones se pueden controlar mediante el uso de medicamentos antiepilépticos y, por lo tanto, se clasifican como un trastorno o enfermedad como cualquier otra.

Aunque la mayoría de la gente ha reconocido durante mucho tiempo que la epilepsia no es una forma de posesión, algunas culturas todavía lo creen. Las organizaciones de epilepsia están trabajando arduamente para educar a todas las personas sobre el hecho de que la epilepsia es una condición médica, un trastorno del cerebro que hace que quienes la padecen tengan convulsiones recurrentes.

Mito 16: Ningún famoso ha tenido epilepsia

Completamente falso. Muchas personas famosas han tenido y todavía tienen epilepsia. Algunas de estas personas son: Sócrates, Julius Ceaser, Alejandro Magno, Van Gogh, Napoleón, Alfred Nobel, Juana de Arco, Sir Isaac Newton, Thomas Edison, Danny Glover (actor en las películas Lethal Weapon), Derrick Morris (NHL), Charles Dickens (autor), Leonardo Da Vinci (artista), Niel Young (músico), Martin Luther King, Agatha Christie, Alfredo el Grande, Aristóteles, Bud Abbott, Chanda Gunn, Charles Dickens, Carlos V de España, Danny Glover, DJ Hapa, Edgar Allen Poe, Fyodor Mikhaylovich Dostoyevsky, George Frederick Handel, Hannibal, Hector Berlioz, Hugo Weaving, James Madison, Lewis Carrol, Lil Wayne, Lord Byron, Luis XIII de Francia, Margaux Hemingway, Miguel Ángel, Napoleón Bonaparte, Niel Young, Nicolo Paganini, Pablo I de Rusia, Peter Tchaikovsky, Pedro el Grande, Prince, Pitágoras, Richard Burton, Robert Schumann, Sir Isaac Newton, Sir Walter Scott, Sócrates, Theodore Roosevelt, Truman Capote y Vincent Van Gogh. Hay miles más, pero creo que esto es suficiente para probar el hecho.

Mito 17: Las personas que tienen epilepsia no son tan inteligentes como la persona promedio

Las personas con epilepsia tienen el mismo rango de habilidades e inteligencia que cualquier otra persona. Algunas personas tienen convulsiones graves y no pueden trabajar; otros son exitosos y productivos en carreras desafiantes. Muchas personas con epilepsia son inteligentes o tienen un cociente de inteligencia normal. Muchos líderes, intelectuales, artistas y científicos famosos tienen epilepsia y, sin embargo, pudieron lograr mucho a pesar del trastorno. Las personas pueden poseer habilidades, talentos e inteligencia sobresalientes en muchos campos.

Las personas con epilepsia tienen el mismo rango de inteligencia que la población general. Algunas condiciones que reducen la capacidad mental también causan epilepsia; pero la epilepsia en sí misma no disminuye la capacidad mental. Tener epilepsia no afectó la capacidad mental de Alfred Nobel, Julio César, Charles Dickens, Alejandro Magno y muchas otras personas que actualmente viven vidas exitosas y plenas con epilepsia.

Las personas con epilepsia en promedio tienen el mismo nivel de inteligencia que las personas sin epilepsia. El aprendizaje puede resultar más difícil si las convulsiones son frecuentes o si la medicación tiene efectos secundarios muy pronunciados, como somnolencia y fatiga excesiva. Sin embargo, la epilepsia normalmente no causa una inteligencia más baja. De hecho, algunas personas muy talentosas y brillantes tienen epilepsia, incluidas algunas figuras históricas bastante influyentes como Sir Isaac Newton, Vincent Van Gogh, Ludwig van Beethoven, Agatha Christie y Napoleón.

Otro mito común es que los niños con epilepsia son torpes y no pueden aprender, y por lo tanto no deben ser enviados a la escuela. Esto es basura absoluta. La mayoría de los niños con epilepsia tienen una inteligencia normal. Algunos niños con epilepsia tienen retraso mental coexistente, pero tienen algún defecto cerebral identificable subyacente. Sin embargo, también es cierto que algunos niños con epilepsia son extremadamente inteligentes. Por lo tanto, se debe alentar a los padres a inscribir a su hijo con epilepsia en escuelas con otros niños normales. De esta manera pueden recuperar su autoestima y alcanzar su máximo potencial.

Mito 18: Las personas que tienen convulsiones no pueden manejar trabajos de alta presión o muy exigentes

Las personas con trastornos convulsivos se encuentran en todos los ámbitos de la vida y en todos los niveles en los negocios, el gobierno, las artes y las profesiones. Los demás no siempre son conscientes de ello porque, aún hoy, muchas personas con epilepsia no hablan de ella ni del hecho de que la padecen por miedo a lo que puedan pensar los demás.

La mayoría de las personas con epilepsia pueden trabajar y tener carreras gratificantes. Algunos todavía pueden tener convulsiones, pero pueden ser empleados valiosos cuando se les coloca en el trabajo correcto o cuando se hacen adaptaciones. Las habilidades de cada persona deben ser consideradas individualmente.

Las personas con epilepsia tienen el mismo rango de habilidades e inteligencia que cualquier otra persona. Algunos tienen convulsiones severas y no pueden trabajar; otros son exitosos y productivos en carreras desafiantes. Las personas con trastornos convulsivos se encuentran en todos los estilos de vida y en todos los niveles de los negocios, el gobierno, las artes y las profesiones.

La ADA requiere que los empleadores proporcionen ajustes o modificaciones, llamados adaptaciones razonables, para permitir que los solicitantes y empleados con discapacidades disfruten de las mismas oportunidades de empleo, a menos que hacerlo suponga una dificultad excesiva (es decir, una dificultad o un gasto significativo). Las adaptaciones varían según las necesidades de la persona con discapacidad. No todos los empleados con epilepsia necesitarán una adaptación o requerirán las mismas adaptaciones, y la mayoría de las adaptaciones que una persona con epilepsia podría necesitar implicarán un costo mínimo o nulo. Un empleador debe proporcionar una adaptación razonable que sea necesaria debido a la epilepsia misma, los efectos de la medicación o ambos. Por ejemplo, un empleador puede tener que acomodar a un empleado que no puede trabajar mientras se somete a pruebas de diagnóstico para determinar el motivo de sus convulsiones o debido a los efectos secundarios de la medicación. Sin embargo, un empleador no tiene la obligación de monitorear el tratamiento médico de un empleado ni de asegurarse de que la persona descanse lo suficiente o tome los medicamentos según lo prescrito.

Las personas con epilepsia pueden manejar trabajos con responsabilidad y estrés. Las personas con trastornos convulsivos se encuentran en todos los ámbitos de la vida. Pueden trabajar en los negocios, el gobierno, las artes y todo tipo de profesiones. Si el estrés afecta sus convulsiones, es posible que deban aprender formas de manejar mejor el estrés, pero, en mi opinión, todos deben aprender a sobrellevar mejor el estrés. Puede haber algunos tipos de trabajos que las personas con epilepsia no pueden realizar debido a posibles problemas de seguridad. De lo contrario, tener epilepsia no debería afectar el tipo de trabajo o responsabilidad que tiene una persona.

Mito 19: Las personas con epilepsia se ven diferentes y puedes reconocerlas a simple vista por su aspecto

Las personas con epilepsia parecen personas normales y la mayoría de las personas ni siquiera sabrán que a la persona se le diagnosticó epilepsia a menos que la persona con epilepsia tenga una convulsión que ellos mismos vean. Diría que alrededor del noventa por ciento de las personas con epilepsia solo les dicen a sus amigos cercanos y familiares que tienen epilepsia. Esto se debe principalmente al estigma asociado con este trastorno y las suposiciones que otros hacen sobre las personas con epilepsia. No hay forma de saber si una persona tiene epilepsia o convulsiones con solo mirarla.

Hay muchas pruebas que se utilizan en la evaluación de una persona que puede tener epilepsia. La principal herramienta para diagnosticar la epilepsia es un historial médico cuidadoso con la mayor cantidad de información posible sobre cómo se veían las convulsiones y qué sucedió justo antes de que comenzaran. Una segunda herramienta importante es un electroencefalograma (EEG). Esta es una prueba que registra las ondas cerebrales captadas por pequeños cables (electrodos) colocados en el cuero cabelludo. Las ondas cerebrales muestran patrones especiales que pueden ayudar al médico a identificar la epilepsia. Cuando el EEG no muestra la causa de la epilepsia, la tomografía computarizada (TC) o la resonancia magnética nuclear (RMN) pueden ser útiles en algunos pacientes para buscar crecimientos, cicatrices u otras condiciones físicas que puedan estar causando las convulsiones.

Mito 20: La epilepsia suele ir acompañada de otras dolencias físicas, minusvalías y discapacidades

La epilepsia rara vez se acompaña de otras dolencias físicas, minusvalías y discapacidades. Sin embargo, hay excepciones, generalmente cuando la persona ya tiene un mecanismo de enfermedad subyacente que puede conducir a la epilepsia más adelante. Las personas con epilepsia tienden a tener más problemas físicos, como hematomas por lesiones relacionadas con las convulsiones, así como índices más altos de afecciones psicológicas, como ansiedad y depresión. Las personas con epilepsia pueden lesionarse gravemente o incluso morir después de una convulsión porque están inconscientes y no pueden prevenir lesiones como caídas, ahogamiento, quemaduras y convulsiones prolongadas.

La causa de la epilepsia aún se desconoce en aproximadamente el cincuenta por ciento de los casos en todo el mundo. Las causas de la epilepsia se dividen en las siguientes categorías: estructurales, genéticas, infecciosas, inmunitarias y desconocidas. Algunos ejemplos de posibles causas incluyen: daño cerebral por causas prenatales o perinatales (pérdida de oxígeno o trauma durante el nacimiento o bajo peso al nacer), anomalías congénitas o condiciones genéticas con malformaciones cerebrales asociadas, una lesión grave en la cabeza, un derrame cerebral que restringe la cantidad de oxígeno al cerebro, una infección del cerebro como meningitis, encefalitis o neurocisticercosis, ciertos síndromes genéticos y un tumor cerebral.

Mito 21: La epilepsia es contagiosa y el trastorno puede transmitirse con un simple toque

La epilepsia no se transmite por contacto personal cercano a través de besos, abrazos, relaciones sexuales, etc. Es una enfermedad no transmisible del cerebro. Algunas de las causas comprobadas son infecciones cerebrales, accidentes cerebrovasculares, traumatismos o tumores cerebrales. La epilepsia a menudo aparece por primera vez en niños y adultos jóvenes, aunque cualquiera puede desarrollar epilepsia en cualquier momento. Es un efecto secundario de una lesión cerebral traumática, que puede ocurrir por accidentes automovilísticos, caídas, peleas o cualquier momento en que el cerebro sufra un golpe tremendo. Los veteranos pueden desarrollar epilepsia después de una lesión cerebral traumática sufrida en combate por explosiones o por cualquier número de escenarios.

Otro mito que he escuchado relacionado con este en particular es: Nunca toque a un paciente que tenga una convulsión. El trastorno se le transmitirá a usted. ¿Qué? ¡Increíble! El paciente que sufre una convulsión necesita su ayuda y debe recibir la atención adecuada. Es imposible "contagiarse" al entrar en contacto con el paciente, al igual que la diabetes o la presión arterial alta no son contagiosas. La epilepsia no se puede transmitir a otros al tocar al paciente.

Mito 22: La epilepsia no puede ser causada por un evento que sucedió mucho antes de que ocurriera la primera convulsión

La epilepsia puede ser causada por un evento que sucedió mucho antes de que ocurriera la primera convulsión. En aproximadamente el setenta por ciento de los casos, no se puede encontrar una causa conocida. Entre el resto, puede ser cualquiera de una serie de cosas que pueden marcar la diferencia en la forma en que funciona el cerebro. Por ejemplo, las lesiones en la cabeza o la falta de oxígeno durante el parto pueden dañar el delicado sistema eléctrico del cerebro. Otras causas pueden incluir accidente cerebrovascular, problemas en el desarrollo del cerebro antes del nacimiento, tumores cerebrales, condiciones genéticas (como la esclerosis tuberosa) e infecciones como meningitis o encefalitis.

Las causas de la epilepsia varían según la edad de la persona. Algunas personas que no tienen una causa clara de epilepsia pueden tener una causa genética. Pero lo que es cierto para todas las edades es que la causa es desconocida para aproximadamente la mitad de todas las personas con epilepsia.

Algunas personas sin causa conocida de epilepsia pueden tener una forma genética de epilepsia. Uno o más genes pueden causar la epilepsia, o la epilepsia puede ser causada por la forma en que algunos genes funcionan en el cerebro. La relación entre los genes y las convulsiones puede ser muy compleja y las pruebas genéticas aún no están disponibles para muchas formas de epilepsia.

Aproximadamente tres de cada diez personas tienen un cambio en la estructura de sus cerebros que provoca las tormentas eléctricas de las convulsiones. Algunos niños pequeños pueden nacer con un cambio estructural en un área del cerebro que provoca convulsiones. Aproximadamente tres de cada diez niños con trastorno del espectro autista también pueden tener convulsiones. La causa exacta y la relación aún no están claras.

Las infecciones del cerebro también son causas comunes de epilepsia. Las infecciones iniciales se tratan con medicamentos, pero la infección puede dejar cicatrices en el cerebro que provocan convulsiones en un momento posterior.

Las personas de todas las edades pueden tener lesiones en la cabeza, aunque las lesiones graves en la cabeza ocurren con mayor frecuencia en adultos jóvenes. En la mediana edad, los accidentes cerebrovasculares, los tumores y las lesiones son más frecuentes. En personas mayores de sesenta y cinco años, el accidente cerebrovascular es la causa más común de convulsiones de nueva aparición. Otras condiciones como la enfermedad de Alzheimer u otras condiciones que afectan la función cerebral también pueden causar convulsiones.

Algunas posibles causas de la epilepsia en los recién nacidos son: malformaciones cerebrales, falta de oxígeno durante el parto, niveles bajos de azúcar en la sangre, calcio en la sangre, magnesio en la sangre u otros problemas de electrolitos, errores congénitos del metabolismo, hemorragia intracraneal y uso de drogas por parte de la madre.

Algunas causas posibles de epilepsia en bebés y niños son: fiebre (convulsiones febriles), tumor cerebral (raramente) e infecciones.

Algunas posibles causas de la epilepsia en niños y adultos son: condiciones congénitas (síndrome de Down, síndrome de Angelman, esclerosis tuberosa y neurofibromatosis), factores genéticos, enfermedad cerebral progresiva (poco frecuente) y traumatismo craneoencefálico (generalmente por accidentes automovilísticos o un golpe en la cabeza).

Algunas posibles causas de epilepsia en personas mayores son: accidente cerebrovascular, enfermedad de Alzheimer y/o trauma.

Mito 23: Es posible predecir las convulsiones si te esfuerzas lo suficiente

Las personas con epilepsia solo a veces reciben una advertencia antes de una convulsión. Esto suele ser segundos antes de que comience, pero la persona no puede detener la convulsión una vez que ha comenzado. Algunas personas experimentan una sensación llamada aura antes de que comience una convulsión. Un aura es un sentimiento o experiencia que puede advertir a la persona que puede estar a punto de comenzar una convulsión más grave. El aura es el comienzo de una convulsión parcial simple antes de que se extienda a otras áreas del cerebro. Los ejemplos de un aura incluyen una sensación de miedo o enfermedad o un olor o sabor extraño.

Una preocupación para una persona con epilepsia no son solo las convulsiones que se ven, sino también las que no se detectan. Esto es especialmente cierto para las convulsiones que una persona puede tener mientras duerme.

El objetivo del tratamiento de la epilepsia es usar medicamentos y otras terapias para mantener a una persona libre de convulsiones durante el mayor tiempo posible, evitando así lesiones, ahogamientos, quemaduras o convulsiones prolongadas. Sin embargo, es posible que una persona pueda pensar que su epilepsia está controlada, pero aún puede tener convulsiones por la noche de las que no se da cuenta.

Otra preocupación sobre las convulsiones es el riesgo de muerte súbita inesperada en la epilepsia (SUDEP). Esto ocurre cuando una persona fallece repentinamente después de una convulsión. Aunque se desconocen las causas exactas, los cambios en la respiración (como algo que sofoca a la persona) o los ritmos cardíacos pueden ser un factor. Al detectar las convulsiones, los dispositivos para la epilepsia pueden prevenir la SUDEP.

El uso de un brazalete de alerta médica es importante para las personas con epilepsia. Esto permite que los proveedores médicos de emergencia identifiquen rápidamente a una persona con epilepsia y se comuniquen con los contactos de emergencia. Hay varios dispositivos de alerta de convulsiones disponibles. Estos van desde pulseras de metal tradicionales hasta pulseras de silicona suave. Algunas personas también usan collares estilo placa de identificación que dicen "epilepsia". Estos accesorios también pueden dirigir al personal de emergencia a una tarjeta de billetera que muestra la lista de medicamentos crónicos de la persona.

Algunas empresas, como American Medical ID, grabarán un número personalizado y un sitio web para que los visite un proveedor de atención médica. El sitio web tiene un registro médico de la persona que lleva el brazalete. Esto permite un acceso rápido a listas de medicamentos e información de salud para ayudar a una persona a recibir atención médica rápida.

Los dispositivos de colchón se pueden colocar debajo del colchón de una persona. Si experimentan una convulsión, el temblor provocará vibraciones que activarán una alarma. Los ejemplos de dispositivos de colchón disponibles incluyen la alarma de movimiento Medpage y el monitor de sueño Emfit MM. Estos monitores pueden brindar tranquilidad a los padres que están preocupados de que su hijo pueda tener una convulsión mientras duerme sin que ellos lo sepan.

Otra opción para monitorear a una persona en busca de convulsiones es un dispositivo de cámara. Estos dispositivos utilizan una cámara infrarroja remota para detectar movimientos. Si una persona dormida tiene movimientos inusuales, como convulsiones temblorosas, la cámara activará una alarma. Un ejemplo de una cámara de alerta de convulsiones es la SAMi. Este dispositivo enviará una notificación al teléfono de una persona y grabará un video de la convulsión de una persona. Esto puede ayudar a los médicos a ver la convulsión y proporcionar más información sobre el tipo y la naturaleza de la convulsión.

Mito 24: La persona que tiene la convulsión siente dolor durante la convulsión

La persona que tiene la convulsión está inconsciente y, por lo tanto, no siente nada durante la convulsión. Cuando termine la convulsión y la persona se despierte, al principio estará confundida sobre lo que sucedió y, a medida que recupere la conciencia, comenzará a sentir el dolor de cualquier lesión que pueda haber sufrido durante la convulsión.

No siempre es necesario llamar a una ambulancia cuando una persona tiene una convulsión. A menos que la convulsión dure más de cinco minutos (desde el comienzo de la convulsión), o sea seguida por una serie de convulsiones, rara vez es necesario llamar a una ambulancia a menos que la persona esté gravemente herida y necesite atención médica u hospitalización. Hay medicamentos que se pueden usar para detener las convulsiones prolongadas, pero en general, deje que la convulsión siga su curso.

Si la convulsión de la persona dura más de cinco minutos, se denomina estado epiléptico y podría causar la muerte si no se detiene. En este caso, la persona debe ser llevada al hospital donde recibirá una inyección con medicamento para detener la convulsión.

Mito 25: La epilepsia no se puede controlar de manera efectiva

La epilepsia se puede controlar eficazmente con medicamentos antiepilépticos y no todas las personas con epilepsia tienen convulsiones frecuentes. Algunas personas tienen convulsiones frecuentes, a veces experimentan más de una al día, mientras que otras están más controladas y solo las experimentan una vez al año. Algunas personas tienen un excelente manejo de las convulsiones y no han tenido convulsiones durante una década o más. Los medicamentos para la epilepsia ofrecen un buen control a la gran mayoría de las personas que los reciben. Hay algunos, sin embargo, a quienes no les ayuda el tratamiento y tienen epilepsia intratable. La epilepsia afecta a todos de manera diferente.

Hay muchos medicamentos diferentes que se usan para tratar la epilepsia, estos medicamentos se conocen como medicamentos antiepilépticos. El objetivo del tratamiento farmacológico es controlar las convulsiones con efectos secundarios mínimos, preferiblemente con un solo fármaco. La elección y la dosis exactas dependen del tipo de convulsión, pero es probable que la mayoría de los pacientes comiencen con valproato de sodio o carbamazepina. Otros medicamentos que se pueden usar incluyen los medicamentos antiepilépticos más nuevos, lamotrigina y gabapentina. El medicamento más antiguo, la fenitoína, tiende a reservarse para casos difíciles de tratar debido a sus efectos secundarios desagradables.

Otros medicamentos utilizados en el tratamiento de la epilepsia incluyen tranquilizantes y antidepresivos, ya sea para ayudar a controlar los síntomas primarios o para aliviar los efectos secundarios del tratamiento. Algunos tipos de terapia complementaria, como técnicas de relajación, masajes, yoga y aromaterapia, pueden ser útiles en este sentido.

La epilepsia es diagnosticada principalmente por el médico escuchando atentamente una descripción de la forma en que ocurrió la convulsión, preferiblemente por alguien que la vio. Un EEG (electroencefalograma) de la actividad eléctrica en el cerebro y un escáner cerebral, generalmente mediante imágenes por resonancia magnética (IRM), brindan información adicional para que el neurólogo o epileptólogo diagnostique el tipo de epilepsia y decida qué medicamentos antiepilépticos serían los mejores. para tratar al paciente.

Un número creciente de personas se someten a cirugía para la epilepsia. Esto es especialmente cierto en personas más jóvenes con convulsiones parciales simples, que se originan en los lóbulos temporales de la corteza cerebral, que no responden al tratamiento farmacológico. Las resonancias magnéticas y otras pruebas ayudan a ubicar el área precisa del cerebro afectada para que pueda extirparse.

Hay otros tratamientos que se usan para tratar la epilepsia. Si el medicamento no funciona lo suficientemente bien para usted, su proveedor de atención médica puede recomendarle otros tipos de tratamiento, como:

Estimulación del nervio vago (VNS): este tratamiento envía pequeños pulsos de energía al cerebro desde uno de los nervios vagos. Este es un par de grandes nervios en el cuello. Si tiene convulsiones parciales que no se controlan bien con medicamentos, VNS puede ser una opción. La VNS se realiza colocando quirúrgicamente una pequeña batería en la pared torácica. Luego se conectan pequeños cables a la batería y se colocan debajo de la piel y alrededor de uno de los nervios vagos. Luego, la batería se programa para enviar impulsos de energía cada pocos minutos al cerebro. Cuando sienta que se acerca una convulsión, puede activar los impulsos sosteniendo un pequeño imán sobre la batería. En muchos casos, esto ayudará a detener la convulsión. La VNS puede tener efectos secundarios como voz ronca, dolor de garganta o cambios en la voz.

Cirugía: se puede realizar una cirugía para extirpar la parte del cerebro donde ocurren las convulsiones. O la cirugía ayuda a detener la propagación de las malas corrientes eléctricas a través del cerebro. La cirugía puede ser una opción si sus convulsiones son difíciles de controlar y siempre comienzan en una parte del cerebro que no afecta el habla, la memoria o la visión. La cirugía para las crisis epilépticas es muy compleja. Lo realiza un equipo quirúrgico especializado. Es posible que esté despierto durante la cirugía. El cerebro en sí no siente dolor. Si está despierto y puede seguir órdenes, los cirujanos podrán revisar mejor las áreas de su cerebro durante el procedimiento. La cirugía no es una opción para todas las personas con convulsiones.

Si tiene epilepsia, puede controlar su salud y vivir con ella. Descubrir que tienes epilepsia no es el fin del mundo. Es posible controlar su epilepsia con la ayuda de su neurólogo y medicamentos antiepilépticos. Solo asegúrese de: tomar sus medicamentos antiepilépticos exactamente como se indica (las horas en que toma sus medicamentos también son muy importantes porque necesita mantener los niveles de los medicamentos en el torrente sanguíneo al mismo nivel todo el tiempo), asegúrese de dormir lo suficiente (la falta de sueño a menudo puede desencadenar una convulsión), evite cualquier cosa que pueda desencadenar una convulsión (diferentes personas tienen diferentes desencadenantes, por lo que deberá averiguar cuáles son sus desencadenantes y evitarlos), hacerse pruebas como con la frecuencia que sea necesaria (si su neurólogo hace citas para ciertas pruebas, vaya a hacerse las pruebas porque su neurólogo tendrá sus razones para solicitar que se realice la prueba), asegúrese de ver a su proveedor de atención médica y al neurólogo con regularidad (esto también le dará un poco de tranquilidad).

Es importante que llame a su proveedor de atención médica si sus síntomas empeoran y tiene convulsiones con más frecuencia que antes o si tiene efectos secundarios debido al medicamento. La mayoría de las personas que comienzan a tomar medicamentos antiepilépticos por primera vez pueden tener algunos efectos secundarios pequeños, pero si estos interfieren con su vida diaria, deberá hablar con su neurólogo acerca de probar otro tipo de medicamento.

Una convulsión ocurre cuando una o más partes del cerebro tienen una explosión de señales eléctricas anormales que interrumpen las señales normales. Hay muchos tipos de convulsiones. Cada uno puede causar diferentes tipos de síntomas. Estos van desde ligeros movimientos corporales hasta pérdida del conocimiento y convulsiones. La epilepsia es cuando tiene dos o más convulsiones sin causa conocida. La epilepsia se trata con medicamentos. En algunos casos, puede tratarse con VNS o cirugía. Es importante evitar cualquier cosa que provoque convulsiones. Esto incluye la falta de sueño.

Mito 26: Alguien con epilepsia trae estigma a la familia y por eso debe ocultarse

El estigma es relevante tanto para la persona con epilepsia como para sus familiares por varias razones.

En primer lugar, varios estudios han demostrado que el estigma relacionado con la enfermedad tiene efectos poderosos en la situación económica, el bienestar psicológico, las interacciones sociales y la salud en general, incluso mayores que los efectos de la propia enfermedad.

En segundo lugar, el estigma puede interferir con el acceso oportuno a la atención médica, el diagnóstico temprano, el tratamiento y la adherencia al tratamiento y las recomendaciones de estilo de vida porque la persona y/o su familia y amigos no quieren que otros sepan que tiene epilepsia o que alguien en la familia tiene epilepsia. Un estudio en Gran Bretaña que comparó la epilepsia en personas de origen indio con la población nativa mostró que menos personas de origen indio accedían a la atención médica debido a una mayor compulsión por ocultar la epilepsia; muchos encuestados recurrieron a terapias alternativas, particularmente cuando las convulsiones no respondieron al tratamiento médico moderno.

En tercer lugar, el estigma está vinculado a una amplia gama de consecuencias psicosociales, incluida la pérdida de autoestima, el retraimiento social y el aislamiento, que a menudo influyen en otros dentro de la red social. En el sur de la India, por ejemplo, los padres de niños con epilepsia tendían a aislarse de los demás en su red social.

En cuarto lugar, el estigma tiene el potencial de influir en la prestación de atención a las personas con epilepsia. Las percepciones negativas de la epilepsia entre los profesionales médicos y la discriminación estructural resultante del estigma pueden afectar la utilización del servicio, particularmente cuando hay escasez de recursos para el tratamiento, la rehabilitación y la investigación.

Una persona a la que se le ha diagnosticado epilepsia puede experimentar una variedad de emociones, como ira, frustración y depresión. La preocupación por el futuro y las respuestas negativas de amigos y familiares pueden hacer que una persona se sienta vulnerable y sola. Vivir con epilepsia puede resultar en desafíos personales, pero no tiene por qué resultar en la incapacidad de vivir una vida gratificante y plena.

La epilepsia es uno de los trastornos neurológicos graves más comunes en el mundo. Más de cincuenta millones de personas en todo el mundo viven con epilepsia, y el ochenta por ciento vive en países en desarrollo y con dificultades económicas. Las tasas de prevalencia estimadas de la epilepsia sugieren que entre seis y diez millones de personas viven con epilepsia en la India. El tratamiento médico y quirúrgico de la epilepsia ha progresado considerablemente en el pasado reciente. La remisión de las convulsiones es posible hasta en el setenta por ciento de los pacientes con un tratamiento adecuado y oportuno. El advenimiento de herramientas de diagnóstico avanzadas como el video EEG, la resonancia magnética y otras investigaciones adicionales han hecho posible identificar síndromes de epilepsia específicos que responden mejor a la cirugía.

A pesar de estos avances científicos, ha habido poco progreso perceptible en la rehabilitación de personas con epilepsia, lo que confirma la controversia de que la epilepsia existe en dos mundos paralelos, uno de los avances científicos en el manejo de la epilepsia donde se ha visto un enorme progreso y el otro, un mundo más oscuro de superstición y prejuicio que sigue siendo bastante resistente a las numerosas iniciativas para personas con epilepsia. Independientemente del tipo de epilepsia, esta condición sigue teniendo un amplio impacto en múltiples dominios de la vida de un individuo. Por ejemplo, una convulsión que dura solo unos segundos puede resultar en la pérdida total de los privilegios de conducir, ya que la ley india todavía niega las licencias a las personas con epilepsia. La epilepsia puede influir en la independencia económica a través de la pérdida de productividad, empleo o subempleo debido a restricciones en la educación. Además, las personas con epilepsia tienen que lidiar con los efectos secundarios de los medicamentos y las restricciones de estilo de vida necesarias para controlar su condición. Además, las personas con epilepsia son doblemente vulnerables debido al estigma generalizado en torno a la enfermedad en la mayoría de las sociedades. Investigaciones de EE. UU., Irán, Etiopía, Zambia, Vietnam y China, así como de varios países de Europa y Medio Oriente, han demostrado que el estigma relacionado con la epilepsia es una preocupación importante en todo el mundo. Los médicos, aunque a menudo minuciosos en su diagnóstico y tratamiento, a menudo no abordan el estigma y la consiguiente carga psicosocial que acompaña a condiciones como la epilepsia.

Centrándose principalmente en las poblaciones europeas y norteamericanas, los trabajos de académicos como Scambler, Hopkins y Conrad se han involucrado con las experiencias vividas de las personas con epilepsia y han resultado en una mejor comprensión del estigma, en particular de la epilepsia. Dos conceptos clave que surgieron de Scambler y Hopkins distinguieron entre estigma "promulgado" y "percibido". El estigma promulgado se refiere a actos o instancias de discriminación contra las personas con epilepsia por su percepción de inaceptabilidad o inferioridad. Esto podría incluir discriminación manifiesta en el lugar de trabajo o en la institución educativa, negligencia, hostilidad, abuso o lo que los encuestados denominaron discriminación "justa y legítima", como la prohibición de conducir u operar maquinaria pesada. El "estigma sentido" se refiere a la anticipación o el miedo del estigma representado o las reacciones negativas ante la admisión de la epilepsia, que también abarca sentimientos de "diferencia" y vergüenza. El estigma sentido no tiene por qué estar basado en experiencias personales del estigma representado, sino que a menudo se basa en las respuestas sociales percibidas a la epilepsia, y es tan debilitante como el propio estigma representado.

La unidad familiar es un componente necesario para comprender los procesos de estigma. Schneider y Conrad sugirieron que los padres pueden realmente (consciente o inconscientemente) inculcar el estigma en sus hijos a través de sus percepciones, actitudes y acciones. Esta idea particular es relevante para los médicos que trabajan con personas con epilepsia en la India, ya que la decisión de buscar tratamiento a menudo se toma en un entorno familiar y la interacción médico-paciente también está mediada por miembros de la familia.

El estigma debe entenderse en relación con el funcionamiento psicológico rutinario (las tendencias a categorizar), los procesos y agrupaciones sociales, así como las variables estructurales dentro de las sociedades, como el poder social, los roles de género y la justicia social. Los profesionales médicos que trabajan con personas con epilepsia en la India no pueden tratar la afección de forma aislada. El profesional médico debe tener una buena comprensión del funcionamiento y los recursos psicológicos individuales, la dinámica familiar, el poder del hogar y los roles de género, además de percepciones sociales y culturales más amplias de la afección.

El estigma relacionado con la epilepsia se manifiesta entre las personas que viven con esta afección en la India, a nivel individual, familiar, social y estructural. Los múltiples niveles a lo largo de los cuales se puede experimentar el estigma contribuyen a la "carga" de la epilepsia en formas que no necesariamente se pueden cuantificar utilizando medidas tradicionales como las medidas de mortalidad y morbilidad. A nivel individual, el estigma puede manifestarse en forma de disminución de la confianza en uno mismo, retraimiento, aislamiento autoimpuesto, pérdidas financieras y tendencias a internalizar la vergüenza, así como percepciones negativas de uno mismo y de epilepsia, todo lo cual tiene numerosos efectos secundarios. - Efectos negativos en prácticamente todos los aspectos de la vida de un individuo. A nivel de las unidades sociales más grandes, el estigma se manifiesta de innumerables formas. Por ejemplo, el estigma relacionado con la epilepsia tiene el potencial de influir en variables sociales como la integración social, el grado de interacción con las redes sociales y las actividades del grupo de pares. A un niño pequeño con epilepsia se le puede negar el acceso continuo a la educación porque las actitudes sociales en las instituciones educativas son perjudiciales y discriminatorias. En un país donde la mayoría de los matrimonios siguen arreglados, las familias de personas con epilepsia pueden enfrentar el estigma cuando intentan arreglar matrimonios. Los empleadores pueden rechazar el empleo de posibles empleados con epilepsia o rechazar el ascenso de los empleados existentes con epilepsia.

El estigma estructural se puede percibir en las políticas de las instituciones privadas y estatales, que sistemáticamente discriminan o restringen las oportunidades de los grupos estigmatizados. Una de las más importantes de estas instituciones estatales es la ley; la ley puede ser una fuerza poderosa que lucha contra el funcionamiento del estigma en la sociedad y estructura la resistencia individual al estigma. Del mismo modo, puede desempeñar muchos papeles en la afirmación o promulgación del estigma. La gente ha estudiado las leyes estatales de los EE. UU. para ilustrar la discriminación estructural sistemática relacionada con las enfermedades mentales. La historia legal india proporciona evidencia consistente del estigma estructural contra las personas con epilepsia a pesar de las declaraciones en las publicaciones de la Organización Mundial de la Salud de que las construcciones legales de la epilepsia en India han evolucionado. Por ejemplo, la Ley de Matrimonio Hindú de 1955 y la Ley de Matrimonio Especial de 1954 anularon el matrimonio si una pareja estaba sujeta a "ataques recurrentes de locura y epilepsia". Varios años de lucha legal por parte de la Asociación India de Epilepsia dieron como resultado la eliminación de la epilepsia como criterio de anulación casi a fines del siglo XX. Una breve reseña de los registros judiciales del siglo XX revelará que esta disposición en particular se utilizó ampliamente para discriminar a las mujeres con epilepsia en particular. Incluso después de que las leyes matrimoniales se pusieran al día con los avances médicos y la comprensión de la epilepsia, sigue siendo un tema polémico en los tribunales de familia de toda la India. La desafortunada pero común práctica de ocultar la epilepsia a los cónyuges a menudo se interpreta como fraude y crueldad, y la condición todavía se ofrece como evidencia falsa de que las personas con epilepsia son incapaces de mantener una vida marital. Datos recientes de Estados Unidos han demostrado que las convulsiones representan accidentes automovilísticos fatales con menos frecuencia (0,2%) que la conducción en estado de ebriedad (31%). A diferencia de los EE. UU. y varios otros países, la Ley de vehículos motorizados de la India no permite la emisión de una licencia para conducir un vehículo motorizado si el solicitante tiene epilepsia. A pesar de la petición al gobierno indio por parte de grupos de interés para permitir legalmente que las personas con epilepsia conduzcan, ha habido pocos avances en este frente. Además, la cobertura de seguro para personas con epilepsia en la India se emite a precios desventajosos, y a las personas con epilepsia se les niegan los beneficios en caso de accidentes o muertes debido a la epilepsia.

La ausencia de estructuras legales apropiadas que restrinjan o mitiguen el comportamiento discriminatorio contra las personas con epilepsia es igualmente evidente del estigma estructural contra la epilepsia en la India. Si bien las leyes de discapacidad en América del Norte y el Reino Unido garantizan que los empleadores puedan asegurarse de que los empleados con epilepsia no sufran discriminación en el lugar de trabajo por parte de otros empleados o con respecto al acceso a ciertas ocupaciones, hasta la fecha no existen disposiciones legales equivalentes en la India. Por lo tanto, la epilepsia en la India aún puede ser un motivo potencial para negar el acceso al empleo si los empleadores, por ejemplo, descubren la epilepsia de un empleado o posible empleado y consideran que no pueden trabajar debido a su salud, ya que el empleador está dentro de sus derechos legales para hacerlo. . La ley india, tal como está, puede perpetuar la estigmatización al alentar a las personas con epilepsia a continuar con la ocultación y el secreto sistemáticos de su condición, en lugar de darles el espacio para la divulgación, la aceptación, la protección y el activismo. El estigma estructural también es evidente a través de la ausencia de construcciones legales precisas y flexibles de la epilepsia, que reflejen el conocimiento médico actual de la condición. La falta de espacios públicos asignados a la epilepsia es una prueba más del profundo estigma estructural subyacente en torno a la epilepsia en la India. Por ejemplo, no existen programas de concientización a nivel nacional para promover percepciones precisas de la epilepsia en la India, y la epilepsia se descarta sistemáticamente en las políticas nacionales de salud pública, a pesar de los millones de personas que viven con la afección y enfrentan varios desafíos posteriores.

La medición o evaluación del estigma es una tarea difícil, ya que exige herramientas que sean culturalmente sensibles pero universalmente aplicables. Los instrumentos que permiten la cuantificación incluyen cuestionarios (en particular, conocimientos, actitudes y prácticas reportadas) que obtienen alguna información sobre el conjunto existente de creencias y percepciones en torno a una condición de salud en particular. Uno de los instrumentos comúnmente utilizados es una herramienta de detección de tres preguntas. Estas declaraciones son "Siento que algunas personas se sienten incómodas conmigo", "Siento que algunas personas me tratan como una persona inferior" y "Siento que algunas personas preferirían evitarme". Esto se desarrolló originalmente para el accidente cerebrovascular y posteriormente se adaptó para su uso en la epilepsia. Algunos investigadores han utilizado instrumentos más elaborados con diez preguntas o más. Las escalas también permiten a los investigadores la capacidad de calcular el alcance del estigma y los cambios en él. Por ejemplo, el trabajo en los EE. UU., Alemania Occidental, Gran Bretaña e Italia ha ilustrado cómo las percepciones públicas negativas sobre la epilepsia y las personas con epilepsia han cambiado gradualmente a lo largo del siglo XX. Sin embargo, los enfoques cuantitativos tienen sus límites, que pueden superarse mediante el uso de una combinación de herramientas cuantitativas y cualitativas, que tienen otras ventajas. Los métodos cualitativos incluyen entrevistas con informantes, discusiones de grupos focales y observación participante, todo lo cual permite a los investigadores una comprensión más detallada del funcionamiento del estigma y el prejuicio.

La medición del estigma también brinda a los investigadores la oportunidad de identificar las posibles causas que influyen en el estigma. Una breve revisión de la literatura sugiere que existe una variación significativa en los factores asociados con el estigma. Por ejemplo, algunos estudios informan una conexión entre la duración del período de remisión de las convulsiones y los niveles de estigma. Un estudio europeo sobre las causas del estigma informó que la frecuencia de las convulsiones se relacionó positivamente con el estigma en la mayoría de los países de este estudio. Sin embargo, otros investigadores han informado, por el contrario, que el estigma o la calidad de vida (QOL) pueden no estar necesariamente relacionados con la frecuencia de las convulsiones. Otros factores como el género (Bélgica, Portugal, Reino Unido), una edad más temprana de inicio (Francia, Alemania, Italia, España y Reino Unido), una duración más corta de la epilepsia (Países Bajos, Polonia y Turquía) y un conocimiento limitado de la epilepsia (Alemania, Italia , Países Bajos, Polonia, Portugal y Turquía) se asociaron significativamente con un alto estigma. Las personas fuera del matrimonio (nunca casadas, divorciadas/separadas o viudas) percibieron un mayor estigma que otras. Otras variables indicativas de mayor estigma son las socioeconómicas, demográficas y biomédicas. El mayor estigma sentido se relacionó con el desempleo, ingresos limitados, control deficiente de las convulsiones, mayor interferencia de las convulsiones con las actividades cotidianas, niveles más bajos de confianza en el manejo de la epilepsia, resultados más negativos con las convulsiones y menor satisfacción del paciente.

A pesar del aumento del trabajo sobre la evaluación del estigma relacionado con la epilepsia en el mundo desarrollado, hay una pequeña cantidad de investigaciones sistemáticas similares sobre el estigma relacionado con la epilepsia en gran parte del mundo en desarrollo, y definitivamente en el sur de Asia. Se han realizado investigaciones sobre el estigma relacionado con la epilepsia en estados como Kerala y Karnataka. El cuerpo de trabajo existente utilizó enfoques hospitalarios y basados en la población que incluían cuestionarios. En Mangalore, se encontró que la estigmatización estaba relacionada con la edad y la educación del encuestado, aunque no estaba relacionada con el género y el estado ocupacional. Sin embargo, las diferentes raíces, manifestaciones y determinantes del estigma relacionado con la epilepsia en la India aún no se han investigado exhaustivamente.

Una de las respuestas individuales y familiares más comunes al estigma es el ocultamiento o el ocultamiento parcial. En el caso de la epilepsia, esto significa que ocultan todos los signos tangibles de la afección, como la medicación o las convulsiones, tanto como sea posible. Las personas con epilepsia evitan o intentan limitar la estigmatización mediante el manejo de la información a través de dos procesos: el ocultamiento general o la divulgación selectiva. Sin embargo, la ocultación como estrategia de manejo del estigma tiene sus desventajas y se sabe que contribuye a aumentar las expectativas de rechazo y estigmatización, lo que a menudo genera un círculo vicioso de secreto, retraimiento, aislamiento y conductas socialmente inadaptadas.

En los últimos años, la Organización Mundial de la Salud, la Oficina Internacional de Epilepsia y la Liga Internacional contra la Epilepsia han surgido con una campaña global contra la epilepsia llamada "Out of the Shadows". Uno de los temas principales de esta iniciativa fue reducir el estigma en torno a esta condición, y los programas que incluyen proyectos de demostración en China, Brasil y otros países han intentado lograr una mejora del estigma. El proyecto de demostración en China había identificado una brecha de conocimiento persistente y considerable en la China rural con respecto a casi todos los aspectos de la epilepsia. Aquí, la gente recurre tanto a los practicantes de la medicina tradicional china como a los practicantes de la medicina moderna. Los investigadores chinos también sugieren que los programas efectivos de educación comunitaria sobre la epilepsia deben incluir la capacitación y educación conjuntas de los profesionales de la medicina tradicional y moderna. La encuesta brasileña adoptó un enfoque múltiple para el estigma y se brindó educación y capacitación a profesionales de la salud y maestros de escuela. Además, el proyecto ideó una herramienta de evaluación del estigma, que reveló cómo el estigma era variado, dinámico y dependía de factores sociales, lingüísticos y culturales. Sin embargo, proyectos similares a la escala que se intentaron en China y Brasil aún no se han llevado a cabo en la India.

Desafortunadamente, el estigma contra las personas con epilepsia y sus familias sigue siendo muy común. Se debe hacer todo lo posible para eliminar este estigma a través de la educación y la concienciación.

Mito 27: Realizar respiración artificial a alguien que está teniendo una convulsión

Cualquier persona que tenga una convulsión, haya sido diagnosticada con epilepsia o no, no necesitará respiración artificial. Me dieron respiración artificial durante una convulsión tónico-clónica y mi pecho estuvo muy doloroso durante los días posteriores.

Si alguien comienza a tener una convulsión y usted está cerca y puede ayudarlo, trate de mantener la calma y evite que la persona se lastime. Si alguien está teniendo una convulsión convulsiva (tónico-clónica o de gran mal), coloque algo suave debajo de la cabeza, afloje cualquier cosa apretada alrededor del cuello, quite los objetos de su camino y gire suavemente a la persona sobre su costado (la posición de recuperación) . Nunca restrinja a nadie durante una convulsión. Si alguien está teniendo una convulsión que involucra un estado de aturdimiento y/o movimientos sin propósito (parcial complejo), quédese con la persona, quite los objetos de su camino y aléjela del peligro. Después, hable suavemente para consolar y tranquilizar a la persona. La persona se despertará de nuevo, solo dale tiempo. Tener una convulsión, especialmente tónico-clónica, hace que su cuerpo se sienta muy adolorido y cansado.

A menos que la convulsión dure más de cinco minutos o vaya seguida de una serie de convulsiones, rara vez es necesario llamar a una ambulancia. Hay medicamentos que se pueden usar para detener las convulsiones prolongadas, pero en general, deje que la convulsión siga su curso.

Las convulsiones a menudo no son emergencias médicas y no siempre se requiere una ambulancia. Sin embargo, debe llamar al 911 oa los servicios de emergencia si: una convulsión dura cinco minutos o más o se repite una tras otra sin que la persona recupere el conocimiento en el medio; es la primera incautación de la persona; la persona se lesiona durante la convulsión (por una caída o quemadura); la convulsión ocurre en el agua; o la persona está embarazada o tiene diabetes.

Las convulsiones generalmente no causan interrupción de la respiración durante largos períodos de tiempo. La persona tendrá una respiración superficial ya veces retrasada, pero la reanimación artificial no es necesaria en la mayoría de los casos. Es importante cronometrar la convulsión. Cualquier convulsión que dure más de cinco minutos o cuando la persona se esté "poniendo azul" puede requerir intervención médica. Esté preparado para pedir ayuda, pero por lo general no es necesario.

Los primeros auxilios para convulsiones correctos son simples: quédese. Seguro. Lado. QUÉDESE con la persona y comience a cronometrar la convulsión. Mantenga a la persona SEGURA. Ponga a la persona de LADO si no está despierta y consciente. NO ponga nada en su boca. NO sujete a la persona. Quédese con ellos hasta que estén despiertos y alertas después de la convulsión. Llame al 911 oa los servicios de emergencia si la convulsión dura más de cinco minutos; si tienen convulsiones repetidas; si tienen dificultad para respirar; si la convulsión se produce en el agua; si la persona está lesionada, embarazada o enferma; si la persona no vuelve a su estado habitual, si es la primera vez que sufre una convulsión; o si la persona pide ayuda médica.

En general, una convulsión se debe considerar una emergencia si: las convulsiones no se detienen en unos pocos minutos, persiste una confusión prolongada después de la convulsión (generalmente más de diez a quince minutos), si la persona no responde después de una convulsión, si la persona tiene problemas para respirar, si la persona se lesiona durante la convulsión, si la convulsión es la primera vez o si hay un cambio significativo en el tipo o el carácter de la convulsión con respecto al patrón de convulsiones habitual de esa persona.

Muchas personas tienen convulsiones por razones desconocidas. Otras personas tienen convulsiones por alguna afección que afecta el funcionamiento normal del cerebro. Estos pueden incluir tumor cerebral, infecciones, fiebre, lesiones de nacimiento, lesiones o traumatismos.

Otros problemas que pueden afectar el funcionamiento del cerebro y provocar convulsiones incluyen drogas o medicamentos, alcohol, niveles bajos de azúcar en la sangre u otras anomalías químicas. Las luces que parpadean rápidamente, el estrés intenso o la falta de sueño pueden provocar convulsiones en ciertas personas. Las convulsiones en los niños son una categoría especial de convulsiones que se abordan de manera un poco diferente.

Las convulsiones generalizadas (tónico-clónicas) comunes a menudo comienzan cuando la persona grita o emite algún sonido. Esto puede ser seguido por varios segundos de rigidez anormal, que progresa a sacudidas rítmicas anormales de los brazos y las piernas. Los ojos generalmente están abiertos, pero la persona no responde ni está alerta. Es posible que la persona no parezca estar respirando. Sin embargo, en realidad suelen respirar adecuadamente durante la breve duración de la convulsión. La persona suele respirar profundamente durante un tiempo después de un episodio. Él o ella volverá a la conciencia gradualmente durante varios minutos. La incontinencia o pérdida de orina es común. A menudo, las personas se muestran combativas brevemente después de una convulsión (una convulsión que involucra todo el cerebro) porque necesitan recordar lo que sucedió y darse cuenta de que tuvieron una convulsión.

Existen muchos otros tipos de convulsiones, que incluyen movimientos anormales aislados de una sola extremidad, episodios de mirada fija o rigidez anormal sin sacudidas rítmicas. Un médico debe evaluar cualquier convulsión cuestionable.

No todas las siguientes pruebas de diagnóstico son necesarias para cada tipo de convulsión, y muchas no son necesarias en la primera evaluación en el departamento de emergencias. Algunos pueden coordinarse con un médico de atención primaria más adelante como paciente ambulatorio.

La evaluación y los tratamientos necesarios pueden incluir estos procedimientos: análisis de sangre, imágenes (tomografía computarizada o resonancia magnética de la cabeza), punción lumbar, EEG (electroencefalograma o trazado de ondas cerebrales), medicamentos para detener o prevenir las convulsiones.

El tratamiento de emergencia generalmente involucra medicamentos intravenosos (o medicamentos orales en algunas personas) como lorazepam; También se pueden utilizar otros medicamentos con este tipo de medicamento (fenitoína o fosfenitoína). El tratamiento debe comenzar pronto, ya que las convulsiones continuas que duran de veinte a treinta minutos pueden provocar daños en el cerebro. Una vez que se controlan las convulsiones, un neurólogo realizará las pruebas para encontrar la causa subyacente. Los medicamentos adicionales dependen de las causas subyacentes y de las recomendaciones de un neurólogo.

La atención domiciliaria es apropiada cuando se sabe que una persona tiene convulsiones, si la convulsión es breve y si la persona se recupera sin incidentes. Por lo general, el paciente está siendo tratado por un neurólogo y es posible que se deba notificar a ese médico. Las convulsiones a menudo son preocupaciones continuas. Es importante asistir a cualquier cita o prueba de seguimiento. La mayoría de los pacientes son derivados a un neurólogo para su seguimiento.

Hasta que las convulsiones estén bien controladas, es importante evitar conducir o participar en cualquier otra actividad potencialmente peligrosa que pueda causarle daño a usted o a otros si se produce una convulsión repentina. Muchos estados exigen la notificación obligatoria de las incautaciones a las oficinas estatales de licencias de conducir y otras agencias reguladoras.

A muchos pacientes que toman medicamentos anticonvulsivos les va muy bien y en algún momento deciden dejar de tomar su medicación antiepiléptica. Esta decisión puede ser peligrosa para ellos mismos y para los demás. Los pacientes no deben suspender los medicamentos a menos que así lo indique su médico.

Para muchas personas con convulsiones recurrentes, una clave para la prevención es tomar los medicamentos recetados con regularidad. No tomar los medicamentos antiepilépticos según lo prescrito es una causa común de convulsiones recurrentes. Ciertas condiciones médicas o la interacción con otros medicamentos pueden provocar una falla temporal del medicamento antiepiléptico incluso si se toma correctamente. Si se descubre la causa de la convulsión, es importante tratar esa afección y abordar la causa de la convulsión.

El pronóstico para una persona con convulsiones generalmente depende de la causa de la convulsión. Por lo general, se necesita una investigación por parte de un médico para descubrir la causa o al menos excluir algunas causas. La mayoría de las convulsiones relacionadas con medicamentos, drogas o lesiones menores en la cabeza, por ejemplo, se resuelven sin tratamientos específicos y no indican un trastorno convulsivo o epilepsia en curso. La mayoría de los demás trastornos convulsivos se pueden controlar de manera efectiva con los medicamentos adecuados administrados bajo la supervisión de su médico o un especialista conocido como neurólogo. Algunos trastornos convulsivos son difíciles de controlar a pesar de los medicamentos y otras terapias. Esta situación es rara. Una subclase de convulsiones se conoce como convulsiones no epilépticas o pseudoconvulsiones. Estas no son realmente convulsiones epilépticas en absoluto, sino que representan una condición en la que alguien tiene convulsiones de apariencia real debido a un estrés subyacente o un trastorno psicológico. El pronóstico para estos es muy bueno y está completamente relacionado con la resolución del trastorno subyacente de la persona con asesoramiento, no con medicamentos antiepilépticos. Se debe considerar esta posibilidad cuando no se puede encontrar la causa de las convulsiones, o si las convulsiones no se pueden verificar a pesar de una evaluación adecuada, o si las convulsiones son resistentes a las terapias médicas apropiadas.

Mito 28: Si alguien en la familia tiene epilepsia, los niños también la tendrán

Algunos tipos de epilepsia están asociados con factores genéticos. Sin embargo, la mayoría de las personas con epilepsia no suelen tener antecedentes familiares de la afección.

El concepto de epilepsia genética es que la epilepsia es el resultado directo de un defecto genético conocido o supuesto en el que las convulsiones son el síntoma central del trastorno. El defecto genético puede surgir a nivel cromosómico o molecular. Es importante enfatizar que "genético" no significa lo mismo que "heredado" ya que las nuevas mutaciones no son infrecuentes. Tener una etiología genética no descarta una contribución ambiental a la epilepsia.

Hay muchas formas en que los factores genéticos pueden contribuir al desarrollo de la epilepsia. Ciertos factores genéticos pueden no haber sido heredados y pueden no ser transmisibles a la descendencia.

Por lo tanto, una anomalía genética que se hereda de uno de los padres en el momento de la concepción está presente en el padre del individuo. Puede estar en todas las células progenitoras, o puede estar solo en un porcentaje, y por lo tanto solo en un porcentaje de sus óvulos/espermatozoides. Cada gen existe con dos copias. Algunas condiciones hereditarias requieren que solo una copia del gen sea anormal (conocidas como autosómicas dominantes), otras condiciones hereditarias requieren que ambas copias del gen sean anormales para que ocurra la condición (conocidas como autosómicas recesivas). Las anomalías genéticas adquiridas incluyen: de novo, esporádicas, mosaicismo, línea germinal y somáticas.

Una anormalidad genética que ocurre como un evento nuevo (también conocido como 'de novo', o un evento 'esporádico') durante la división celular en un individuo después de su concepción. Por lo tanto, la anomalía genética no se hereda de los padres del individuo. La etapa de embriogénesis, o vida posterior, cuando ocurre la anomalía genética determina en qué tejidos del individuo maduro y en qué porcentaje de células de esos tejidos se encontrará la anomalía genética. Mosaicismo es el término que se utiliza cuando la anomalía genética solo se encuentra en un porcentaje de las células del individuo, y no en todas. Si el individuo afectado por mosaicismo tiene una condición de salud o no, depende de qué tejidos están afectados y en qué grado (cuál es el porcentaje de células que tienen la anomalía del gen). La anomalía se considera una anomalía genética adquirida de la línea germinal si está presente en el tejido gonadal del individuo (tejido del óvulo/espermatozoide), ya que luego puede transmitirse a la descendencia. Si está presente en los tejidos del individuo (como el cerebro) pero no en el tejido gonadal (no en el tejido del óvulo/espermatozoide), entonces se considera una anomalía genética somática adquirida. En este caso, no se puede transmitir a la descendencia del individuo.

Algunas epilepsias son causadas, no por anomalías de un solo gen, sino por el efecto final sumado de múltiples anomalías/variaciones genéticas ("poligénicas"), lo que aumenta la susceptibilidad a las convulsiones. Individualmente, estas anormalidades/variaciones genéticas no son suficientes para causar una condición de salud, sin embargo, su efecto sumado puede aumentar la susceptibilidad a las convulsiones. Algunos individuos con etiologías poligénicas tendrán convulsiones espontáneas, otros tienen convulsiones solo con desencadenantes ambientales adicionales presentes, como aumento de la temperatura, enfermedad viral, ingestión de alcohol o privación del sueño. Cuando se requieren factores poligénicos y ambientales para provocar convulsiones, esto se conoce como una etiología genética "compleja" de la epilepsia. Las epilepsias poligénicas y genéticas complejas ocurren con mayor frecuencia en las familias de los individuos afectados, pero su patrón de herencia no es tan fácil de predecir como el de las anomalías de un solo gen. Investigar estas causas genéticas, o probarlas en pacientes individuales, es difícil por la misma razón: la epilepsia se debe a la suma combinada de los efectos de muchos genes y factores ambientales.

Los hijos de padres con algunas formas de epilepsia tienen un mayor riesgo de desarrollarla, pero el riesgo es muy bajo. Esto se debe a que un problema de un solo gen rara vez causa epilepsia; por lo general implica una combinación de múltiples defectos genéticos.

Mito 29: Las personas con epilepsia pueden lastimar a otros durante una convulsión

No se puede saber lo que una persona podría hacer durante una convulsión. Las convulsiones comúnmente toman una forma característica y el individuo hará lo mismo durante cada episodio. El comportamiento puede ser inapropiado para el momento y el lugar, pero es poco probable que cause daño a alguien.

No puede hacer nada para detener una convulsión una vez que ha comenzado, pero puede ayudar a proteger a la persona que sufre la convulsión para que no se lastime a sí misma durante la convulsión. Algunas convulsiones son más peligrosas que otras, pero es poco probable que sean una emergencia. Solo trate de mantener a la persona segura y cómoda y gírela suavemente sobre su costado, en la posición de recuperación hasta que termine la convulsión y la persona esté consciente.

El tipo de convulsión que la mayoría de las personas reconoce es la tónico-clónica o, anteriormente conocida como convulsión de gran mal, en la que la persona que sufre la convulsión se vuelve rígida y tiene movimientos bruscos. Esto es muy aterrador y aterrador de ver, incluso para las personas que lo han visto muchas veces. Una persona que tiene una convulsión tónico-clónica no recordará la convulsión y tardará un tiempo en recordar las cosas que sucedieron antes de que comenzara la convulsión. La persona estará aturdida y confundida y se sentirá débil por un tiempo.

Las convulsiones son mucho más peligrosas para la persona que las tiene que para las personas que la rodean. La persona que tiene la convulsión está inconsciente y no se da cuenta de su entorno y de lo que está sucediendo. No pueden protegerse del daño y los movimientos incontrolados y las sacudidas aumentan las posibilidades de lesiones.

El comienzo de la convulsión es muy peligroso si la persona no está sentada o acostada porque simplemente caerá al suelo, de cualquier manera que aterrice el cuerpo. La persona puede resultar gravemente herida e incluso morir en las peores circunstancias.

Ciertas precauciones tomadas por las personas en las inmediaciones pueden evitar lesiones. Puede amortiguar la cabeza de la persona, aflojarle la ropa alrededor del cuello, quitarle objetos duros o cortantes con los que pueda lastimarse y no intente sujetarla o sujetarla o meterle cosas en la boca (es imposible tragarse la lengua).) y poner cosas en su boca puede romperle los dientes o incluso romperle la mandíbula.

Mito 30: Hay leyes que impiden que las mujeres con epilepsia tengan hijos

No existen leyes que impidan que las mujeres con epilepsia tengan una familia e hijos. Como persona con epilepsia, ya es muy consciente del trastorno y de las posibilidades de lesiones durante una convulsión y, como madre, nunca pondría a su hijo en ningún tipo de peligro. Sin embargo, toda mujer con epilepsia necesita cuidarse a sí misma y a su salud durante el embarazo y la crianza de sus hijos.

Tener epilepsia no interfiere con el proceso reproductivo de hombres o mujeres. Es una condición médica y afecta a las personas en diversos grados. El proceso reproductivo sigue siendo el mismo que el de cualquier persona que no tenga epilepsia. Investigaciones más recientes muestran que, a menos que tenga un historial previo de infertilidad o una afección médica diferente que pueda afectar la fertilidad, tiene las mismas probabilidades de concebir que una mujer que no tiene epilepsia.

Los medicamentos antiepilépticos pueden tener un efecto grave en un bebé en el útero y pueden aumentar el riesgo de anomalías congénitas. Por lo tanto, cualquier mujer con epilepsia que quiera tener hijos o ya esté embarazada, necesita hablar con su neurólogo para asegurarse de que la medicación que está tomando será segura durante el embarazo y la lactancia.

Mito 31: No es seguro que las mujeres con epilepsia queden embarazadas

Existen riesgos para una mujer con epilepsia y su bebé, pero generalmente se pueden controlar. La mayoría de las mujeres embarazadas con epilepsia tienen la misma frecuencia de convulsiones durante el embarazo, pero algunas pueden tener incluso menos convulsiones.

Sin embargo, algunas mujeres tienen más convulsiones durante el embarazo, lo que puede ocurrir por varias razones. El cuerpo de una mujer embarazada pasa por muchos cambios fisiológicos (puede alterar la forma en que su cuerpo responde a los medicamentos antiepilépticos), hormonales y psicológicos (el embarazo puede causar estrés emocional o afectar los patrones de sueño) y todos estos pueden aumentar las posibilidades de tener una convulsión.

Aunque la epilepsia puede complicar un poco el embarazo, la mayoría de las mujeres con epilepsia tienen embarazos seguros y bebés sanos. La epilepsia generalmente no afecta la capacidad de una mujer para concebir y tiene un efecto mínimo en el desarrollo de un niño. Sin embargo, si las mujeres toman medicamentos antiepilépticos, el riesgo de anomalías congénitas oscila entre el dos y el diez por ciento. Las personas pueden minimizar el riesgo trabajando en estrecha colaboración con un neurólogo y un obstetra o ginecólogo antes de intentar concebir. Es posible que decidan cambiar sus medicamentos anticonvulsivos para asegurarse de que esté usando los más seguros durante su embarazo.

Los neurólogos generalmente recomiendan continuar con los medicamentos para la epilepsia durante el embarazo, pero depende del tipo de medicamento que esté tomando y de si es seguro o no durante el embarazo. Algunos medicamentos antiepilépticos no se recomiendan para mujeres embarazadas porque pueden causar problemas de desarrollo o defectos de nacimiento, como espina bífida o labio hendido. Los medicamentos de mayor riesgo son: ácido valproico, topiramato, fenobarbital y fenitoína. Deberá discutir los medicamentos que está tomando con su médico o neurólogo.

La epilepsia a veces es hereditaria, pero la mayoría de los niños no heredan la epilepsia de sus padres. si tiene epilepsia, el riesgo de que su hijo desarrolle epilepsia en algún momento de su vida es de alrededor del cinco por ciento. Es más probable que su hijo desarrolle epilepsia si su epilepsia fue hereditaria.

Algunas personas piensan que si tienen una convulsión mientras están embarazadas, abortarán. esto no es necesariamente cierto y la mayoría de las mujeres que tienen convulsiones mientras están embarazadas dan a luz a bebés sanos. Tener una convulsión durante el embarazo puede ser peligroso para usted y para el bebé. Si te caes boca abajo durante una convulsión, el bebé podría lesionarse y algunas convulsiones pueden incluso inducir el parto o un aborto espontáneo. Hable con su neurólogo o ginecólogo sobre qué hacer si tiene una convulsión.

La epilepsia no tiene impacto en el método de administración, usted y su médico pueden decidir qué es lo mejor para usted. Si tiene convulsiones repetidas durante el trabajo de parto, su médico puede optar por realizar una cesárea.

Muchas personas creen que amamantar mientras se toman medicamentos para la epilepsia no es una buena idea, pero los estudios de la última década han demostrado que los bebés solo obtienen una pequeña parte del medicamento de la madre a través de la leche materna, incluso menos de lo que recibieron durante el embarazo, y que hay es poco o ningún riesgo de efectos secundarios.

Sin embargo, hay algunos medicamentos que son riesgosos de tomar durante la lactancia, a saber: fenobarbitol, primidona, lorazepam y etosuximida. Estos medicamentos pueden estar bien, pero deberá tener mucho cuidado y controlar a su bebé para detectar somnolencia, nivel de alerta, no aumentar de peso u otros problemas de desarrollo.

Por último, tome vitaminas prenatales y ácido fólico para reducir el riesgo de anomalías congénitas. Estos suplementos deben iniciarse antes del embarazo y continuarse durante todo el embarazo.

Mito 32: Los medicamentos para la epilepsia hacen que todos los métodos anticonceptivos sean menos efectivos

No todos los medicamentos para la epilepsia tienen un efecto sobre el control de la natalidad. Muchas mujeres con epilepsia tienen preguntas sobre cómo la epilepsia afecta el control de la natalidad. No importa qué tipo de convulsiones tenga o con qué frecuencia las tenga.

Puede usar un método anticonceptivo que evite el embarazo a corto, largo plazo o permanentemente, dependiendo de si desea tener hijos o cuándo. Deberá hablar con su neurólogo o médico acerca de qué método anticonceptivo funcionará con el medicamento que está tomando.

Hay dos tipos diferentes de control de la natalidad: no hormonales y hormonales. Los condones y los diafragmas son tipos de anticonceptivos no hormonales. Las píldoras anticonceptivas, la inyección y el anillo son tipos de anticonceptivos hormonales. Los medicamentos para la epilepsia no afectan los métodos no hormonales, pero si toma medicamentos para la epilepsia que inducen enzimas y anticonceptivos hormonales, podría hacer que su método anticonceptivo sea menos efectivo para prevenir el embarazo.

Si usa un método anticonceptivo hormonal, es difícil saber qué impacto tendrá su método anticonceptivo en sus convulsiones. Algunas mujeres dicen que el control de la natalidad hormonal aumenta sus convulsiones, pero otras dicen que las disminuye y otras dicen que no las afecta en absoluto. Esto puede deberse a que algunas mujeres tienen un tipo de epilepsia llamada epilepsia catamenial que es causada por las fluctuaciones de progesterona en el cuerpo de la mujer.

Es difícil saber qué combinación de anticonceptivos y medicamentos antiepilépticos funcionará para usted. Es posible que deba probar algunos tipos. Durante estos períodos de prueba: busque señales de que su medicamento para la epilepsia no está funcionando (cambios en la frecuencia, duración y tipos de convulsiones que tiene), busque señales de que su control de la natalidad no está funcionando (período perdido, dolores de cabeza, sensibilidad en los senos, náuseas). y los dolores de espalda baja podrían ser signos de embarazo).

Mito 33: Todos los métodos anticonceptivos aumentan la posibilidad de convulsiones en mujeres con epilepsia

Los métodos anticonceptivos no hormonales como los condones y el diafragma no tienen ningún efecto sobre la frecuencia o duración de las convulsiones en mujeres con epilepsia.

Algunos tratamientos anticonceptivos hormonales pueden afectar sus convulsiones de forma positiva (convulsiones menos frecuentes) o negativa (convulsiones más frecuentes), pero la epilepsia de algunas mujeres no se ve afectada.

La epilepsia catamenial es un tipo de epilepsia en mujeres donde las convulsiones pueden verse influenciadas por variaciones en la secreción de hormonas sexuales durante el ciclo menstrual. Se ha descubierto que el estrógeno tiene efectos proconvulsivos mientras que la progesterona tiene propiedades anticonvulsivas.

Se ha descubierto que la epilepsia catamenial afecta aproximadamente a un tercio de las mujeres con epilepsia y los métodos anticonceptivos pueden reducir la frecuencia de las convulsiones en estas mujeres.

Mito 34: Los adolescentes con epilepsia no pueden asistir a la universidad

Varios jóvenes con epilepsia están estudiando en la universidad o en la universidad. A muchos de ellos les va muy bien y se gradúan con títulos o diplomas. La frecuencia de sus convulsiones puede interferir con las clases, pero por lo demás son iguales a los demás estudiantes.

Una escuela, colegio o universidad no puede discriminar a ninguna persona con epilepsia. Hablar con la institución puede ayudar a asegurarse de que tengan el tipo de apoyo adecuado, lo que puede incluir analizar el tipo de epilepsia de la persona y cómo les afecta a ellos y a su trabajo escolar. Esto puede ayudar a garantizar que los estudiantes con trastornos o discapacidades tengan las mismas oportunidades que los demás estudiantes.

Los efectos secundarios de los medicamentos como cansancio, dificultad para concentrarse, problemas con la memoria a corto plazo y otros pueden interferir con los estudios. Las convulsiones también podrían ser perjudiciales.

Las universidades y los colegios generalmente brindan mucha ayuda práctica a los estudiantes con epilepsia, para apoyarlos en sus estudios.

Para las personas con epilepsia, los exámenes pueden ser particularmente desafiantes porque el estrés del examen puede desencadenar convulsiones y los efectos secundarios de los medicamentos también pueden ser problemáticos.

Mito 35: Los adolescentes con epilepsia no pueden hacer deporte

Una persona con epilepsia puede participar en deportes u otras actividades recreativas. La mayoría de los deportes y actividades recreativas son seguras para las personas con epilepsia. Sin embargo, esto depende del grado de control de las convulsiones, el tipo de actividad y lo que recomiende el médico.

Muchos padres tienen la impresión errónea de que los deportes son demasiado peligrosos para los adolescentes con epilepsia, pero los deportes son una parte importante de la vida de cualquier niño y, en la mayoría de los casos, los deportes son seguros para los niños con epilepsia.

Para los padres de niños pequeños y adolescentes con epilepsia, existen muchos lugares y situaciones peligrosas. Estos temores son perfectamente naturales y esperados porque cualquier padre siente la necesidad de proteger a su hijo, sin embargo, en la mayoría de los casos, los niños con epilepsia están bien y llevan una vida completamente normal. La mayoría de los niños con epilepsia pueden hacer casi cualquier cosa.

Hay algunas precauciones que deben tomarse, especialmente en las alturas y el agua. Trepar a un árbol y nadar puede ser peligroso a menos que haya alguien allí para atraparlos o sacarlos de la piscina si tienen una convulsión. Debe decirle al entrenador, maestro y/o director que su hijo tiene epilepsia, incluso si ha pasado un tiempo desde la última convulsión. No hay nada de qué avergonzarse, y es mejor que estén preparados para una convulsión y sepan exactamente qué hacer para los primeros auxilios.

Hay muchos entrenadores, maestros y directores mal informados que no están interesados en tener un hijo con epilepsia en los equipos deportivos, pero usted puede intervenir y brindarles información sobre la epilepsia y los primeros auxilios.

Mi consejo (para cualquier persona con epilepsia): escucha a tu cuerpo (si te sientes bien entonces deberías estar bien), asegúrate de que alguien esté cerca o espera a que haya alguien antes de comenzar la actividad (para ayudarte si tienes una convulsión), piense antes de actuar (hay muchas actividades que pueden ser peligrosas para las personas con epilepsia y siempre es mejor prevenir que curar), eduque a las personas que lo rodean acerca de los primeros auxilios para las convulsiones (es mejor si saben lo que hacer si sucede). ¡La conciencia es clave!

No hay reglas sobre qué deportes pueden o no pueden jugar los niños o adultos con epilepsia, depende de la condición particular de la persona, sus síntomas y su tipo de epilepsia.

Piense de forma práctica en las capacidades de la persona con epilepsia. Piense en cuáles pueden ser las consecuencias de tener una convulsión durante una actividad en particular. Si fuera peligroso en ese momento, debe evitarse o posponerse hasta que las circunstancias sean satisfactorias.

Tener una convulsión en el campo de fútbol o de béisbol no es peligroso, aunque puede ser vergonzoso; sin embargo, tener una convulsión mientras escala rocas puede ser muy peligroso, por lo que se deben tomar precauciones adicionales.

Si su hijo está tomando medicamentos pero aún es propenso a las convulsiones, sería arriesgado perder el conocimiento en el campo de fútbol, pero si los medicamentos antiepilépticos están funcionando y las convulsiones están bajo control, entonces el riesgo de tener una convulsión en el campo es bastante bajo.

A algunos padres les preocupa que los niños con epilepsia reciban un golpe en la cabeza. No hay evidencia de que el cerebro de los niños con epilepsia sea más frágil de lo normal. Para los niños cuyas convulsiones están bajo control, los deportes de contacto son tan seguros o riesgosos como lo son para cualquier otra persona.

Mito 36: Las luces intermitentes o los videojuegos siempre provocan convulsiones

No todas las personas con epilepsia deben evitar las luces intermitentes. Si una persona es fotosensible, las luces que parpadean a cierta velocidad y brillo pueden desencadenar una convulsión. Las personas que son fotosensibles tienen anormalidades particulares en su EEG. Los desencadenantes de convulsiones mucho más comunes incluyen niveles bajos de medicamentos para convulsiones, falta de sueño, estrés o ansiedad, cambios menstruales/hormonales, enfermedad o fiebre, interacciones con medicamentos sin receta, consumo excesivo de alcohol o drogas callejeras.

Las convulsiones causadas por luces intermitentes o videojuegos son muy raras. Solo alrededor del 3 por ciento de las personas con epilepsia tienen convulsiones causadas por luces que parpadean con cierta intensidad o con ciertos patrones visuales. Este tipo de epilepsia se llama epilepsia fotosensible.

La epilepsia fotosensible es más común en niños y adolescentes que en adultos. Las personas con epilepsia generalizada con ciertos síndromes de epilepsia, como la epilepsia mioclónica juvenil y el síndrome de Jeavon (epilepsia con mioclonía palpebral) pueden tener convulsiones causadas por luces intermitentes.

Muchas personas no saben que son sensibles a las luces parpadeantes oa los patrones intermitentes hasta que tienen una convulsión. Solo podrían tener convulsiones desencadenadas por ciertas condiciones fóticas (luz) y nunca desarrollar epilepsia con convulsiones espontáneas. Otras personas a las que les molesta la exposición a la luz no desarrollan convulsiones en absoluto, pero tienen otros síntomas como dolor de cabeza, náuseas, vómitos y mareos.

La epilepsia fotosensible puede desencadenarse por cualquier cosa que aumente anormalmente la sincronía de las células cerebrales. Ciertos patrones de luz, luces brillantes intermitentes a frecuencias particulares, sincronizan las células dentro de la corteza visual. Si las neuronas disparan a través de sus redes a un nivel demasiado alto, pueden reclutar otras neuronas en una descarga hipersincrónica. Eso es lo que sucede en el cerebro durante una convulsión.

El cerebro muestra una fuerte respuesta a los destellos de alrededor de veinte por segundo (20 Hz), que también son los más propensos a desencadenar convulsiones. Cuando la luz incide en el ojo, se envían señales a través del tálamo (una estructura cerebral central que transmite señales cerebrales) a las áreas cerebrales corticales que procesan los estímulos visuales. Estas áreas del cerebro proporcionan una fuerte información al resto del cerebro y, en la epilepsia fotosensible, el cerebro responde excesivamente a ciertas entradas visuales, a veces con tanta fuerza que se desencadena una convulsión.

La epilepsia fotosensible tiene una prevalencia de aproximadamente uno de cada diez mil individuos en general, pero es más común en personas más jóvenes y afecta a aproximadamente uno de cada cuatro mil entre las edades de cinco y veinticuatro años. Los factores involucrados en la fotosensibilidad, incluidas las respuestas dependientes de la edad, son complejos y no se comprenden bien. Los estudios genéticos muestran que la fotosensibilidad se puede heredar. Se han identificado varios genes como factores de riesgo para la fotosensibilidad, pero no se ha encontrado ningún gen que explique la afección. Sin embargo, tener una de estas mutaciones genéticas no garantiza la fotosensibilidad (estas variantes son bastante raras) y no tener una no significa que la persona estará libre de fotosensibilidad.

Hay ciertos estímulos que tienen más probabilidades de inducir convulsiones. El brillo es provocativo, especialmente el contraste entre el flash y el período sin flash. El brillo es importante porque las pantallas de televisión modernas o las pantallas de computadora pueden obtener ese brillo. La imagen también debe ocupar una parte suficiente de la retina. La mayoría de las veces requiere al menos unos segundos de parpadeo para provocar un ataque. Para la mayoría de las personas, el rango de frecuencia más problemático es de diez a veinte destellos por segundo (10-20 Hz).

Además de las luces intermitentes, ciertos patrones regulares pueden desencadenar convulsiones (como patrones de rayas blancas y negras de alto contraste). La primera área cortical del cerebro que procesa la entrada visual está estructurada en columnas que responden a franjas o bordes de diferente orientación. Las columnas de orientación que responden a la misma orientación pueden inhibirse entre sí. Una hipótesis sobre la epilepsia sensible al patrón sugiere que esta inhibición es menos efectiva. Sin esta inhibición, un estímulo fuerte que impulse un conjunto de columnas de orientación puede provocar una actividad neuronal intensa e incontrolada (excitación descontrolada).

El tratamiento de la epilepsia fotosensible es sintomático (los fármacos antiepilépticos pueden suprimir las convulsiones, pero no curar la epilepsia). Si sabes que eres fotosensible, puedes evitar los estímulos. Manténgase alejado de la discoteca o las luces estroboscópicas. Si está jugando videojuegos, siéntese más lejos de la pantalla y juegue en una habitación bien iluminada.

Mito 37: Las convulsiones febriles (provocadas por fiebre alta) causan epilepsia en los niños

La epilepsia ocurre con mayor frecuencia en niños que han tenido convulsiones febriles. Sin embargo, el riesgo de que un niño desarrolle epilepsia después de una sola convulsión febril simple es solo un poco más alto que el de un niño que nunca ha tenido una convulsión febril.

Las convulsiones febriles son convulsiones que se presentan en un niño entre los seis meses y los cinco años y tiene una temperatura superior a los 38°C (100,4°F). La mayoría de las convulsiones febriles ocurren en niños de entre doce y dieciocho meses de edad.

Las convulsiones febriles ocurren en el dos al cuatro por ciento de los niños menores de cinco años. Pueden ser aterradores de ver, pero no causan daño cerebral ni afectan la inteligencia del niño. La epilepsia se define como tener dos o más convulsiones sin fiebre presente, por lo que tener una convulsión febril no significa que un niño tenga epilepsia.

Hay algunas causas posibles de convulsiones febriles, a saber, infección, inmunizaciones u otros factores de riesgo, como antecedentes familiares de convulsiones febriles, que aumentarán el riesgo de convulsiones febriles de un niño. Una infección bacteriana o viral puede causar fiebre que también puede causar convulsiones febriles. Ciertas vacunas (particularmente contra el sarampión, las paperas y la rubéola) pueden causar fiebre (ocho a catorce días después de la vacunación) que puede provocar convulsiones febriles.

Las convulsiones febriles generalmente ocurren el primer día de la enfermedad y, en algunos casos, la convulsión es la primera pista de que el niño está enfermo. La mayoría de las convulsiones febriles ocurren cuando la temperatura es superior a 39 °C (102,2 °F). Las convulsiones febriles se clasifican en simples o complejas.

Las convulsiones febriles simples son las más comunes. Por lo general, el niño pierde el conocimiento y tiene convulsiones o contracciones rítmicas de los brazos o las piernas. La mayoría de las convulsiones no duran más de uno o dos minutos, aunque pueden durar hasta quince minutos. Después de la convulsión, el niño puede estar confundido o somnoliento, pero no tiene debilidad en los brazos ni en las piernas.

Las convulsiones febriles complejas son menos comunes y pueden durar más de quince minutos (o treinta minutos si son una serie). El niño puede tener debilidad temporal en un brazo o una pierna después de la convulsión.

Un niño que tiene una convulsión febril debe ser visto por un profesional de la salud lo antes posible (en un departamento de emergencias o clínica médica) para determinar la causa de la fiebre. Algunos niños, en particular los menores de doce meses, pueden requerir pruebas para asegurarse de que la fiebre no esté relacionada con la meningitis (una infección grave del revestimiento del cerebro).

El tratamiento para las convulsiones prolongadas por lo general consiste en administrar al niño un medicamento anticonvulsivo y controlar la frecuencia cardíaca, la presión arterial y la respiración del niño. Si la convulsión se detiene por sí sola, no se requiere medicación anticonvulsiva. Después de una convulsión febril simple, la mayoría de los niños no necesitan permanecer en el hospital a menos que la convulsión haya sido causada por una infección grave que requiera tratamiento en el hospital.

Una vez que ha cesado la convulsión, se inicia el tratamiento para la fiebre, generalmente administrando paracetamol o ibuprofeno por vía oral o rectal y, a veces, frotando con una esponja con agua a temperatura ambiente (no fría).

Los niños que tienen una convulsión febril corren el riesgo de tener otra convulsión febril (esto ocurre en un treinta a un treinta y cinco por ciento de los casos). Las convulsiones febriles recurrentes no necesariamente ocurren a la misma temperatura que el primer episodio, y no ocurren cada vez que el niño tiene fiebre La mayoría de las recurrencias ocurren dentro de un año de la convulsión inicial y casi todas ocurren dentro de los dos años de la primera convulsión.

El riesgo de convulsiones recurrentes es mayor para los niños que son pequeños (menos de quince meses), tienen fiebre frecuente, tienen un padre o un hermano que ha tenido convulsiones febriles o epilepsia, tienen poco tiempo entre el inicio de la fiebre y la convulsión o han tenido una bajo grado de fiebre antes de su convulsión.

Los padres que son testigos de la convulsión febril de su hijo pueden hacer algunas cosas para evitar que el niño se lastime a sí mismo:

Coloque al niño de costado pero no intente detener su movimiento o convulsiones. No ponga nada en la boca del niño.

Retire los objetos afilados o duros de las proximidades del niño.

Mantenga la hora de la incautación. Las convulsiones que duran más de cinco minutos requieren tratamiento inmediato. Uno de los padres debe quedarse con el niño mientras el otro llama para pedir ayuda médica de emergencia.

A los padres de un niño que corre el riesgo de tener una convulsión febril recurrente se les puede enseñar a dar tratamiento en el hogar para las convulsiones que duran más de cinco minutos. El tratamiento generalmente consiste en administrar al niño una dosis de gel de diazepam en el recto. Normalmente, una dosis es todo lo que se requiere para detener una convulsión.

En la mayoría de los casos, no se recomienda el tratamiento para prevenir futuras convulsiones; los riesgos y efectos secundarios potenciales de los medicamentos anticonvulsivos diarios superan su beneficio. Además, no se recomienda administrar medicamentos (paracetamol o ibuprofeno) para prevenir la fiebre en un niño sin fiebre (si el niño tiene un resfriado pero no tiene fiebre) porque no parece reducir el riesgo de futuras convulsiones febriles.

El tratamiento para la fiebre (temperatura mayor a 100.4ºF o 38ºC) es aceptable pero no siempre requerido; los padres deben hablar con su profesional de la salud para que les ayude a decidir cuándo tratar la fiebre de un niño. Una discusión detallada de la fiebre en los niños está disponible por separado.

La inteligencia y otros aspectos del desarrollo del cerebro no parecen verse afectados por una convulsión febril, ya sea que la convulsión fuera simple, compleja o recurrente, o que ocurriera en el contexto de una infección o después de la inmunización.

La epilepsia ocurre con mayor frecuencia en niños que han tenido convulsiones febriles. Sin embargo, el riesgo de que un niño desarrolle epilepsia después de una sola convulsión febril simple es solo un poco más alto que el de un niño que nunca ha tenido una convulsión febril.

Mito 38: Una persona que tiene epilepsia o convulsiones no puede donar sangre

En muchos países, las personas con epilepsia están temporal o permanentemente excluidas de la donación de sangre. Esta exclusión se basa en la suposición de que es más probable que experimenten reacciones adversas en los donantes, como ataques epilépticos, y no en la evidencia científica.

Entonces, ¿cuáles son los efectos adversos de la donación de sangre en pacientes con epilepsia? Ningún estudio, por lo que veo a través de toda la investigación, podría demostrar que una donación de sangre resultó en eventos adversos en pacientes con epilepsia.

Los estudios limitados de baja calidad no pudieron demostrar que los donantes de sangre con epilepsia tengan un mayor riesgo de efectos adversos. Se necesita más investigación para determinar si los pacientes con epilepsia deben ser excluidos de la donación de sangre y durante cuánto tiempo.

Mito 39: Infligir escarificación puede curar la epilepsia

La epilepsia es un problema médico crónico que, para muchas personas, puede tratarse con éxito. Desafortunadamente, el tratamiento no funciona para todos y existe una necesidad crítica de más investigación.

No existe una cura conocida para la epilepsia. Sin embargo, alrededor del setenta por ciento de las personas con epilepsia tienen sus convulsiones controladas con medicamentos. En algunos casos, la cirugía de epilepsia ofrece la posibilidad de una reducción o eliminación de las convulsiones. Dependiendo del tipo de epilepsia, algunas personas superarán su epilepsia.

La mayoría de las personas con epilepsia viven en países en desarrollo con acceso limitado a la atención médica. En África, los curanderos tradicionales desempeñan un papel destacado en el cuidado de las personas con epilepsia, pero se sabe poco sobre el cuidado de la epilepsia por parte de los curanderos tradicionales.

Los curanderos tradicionales reconocen los mismos síntomas que un neurólogo provoca para caracterizar el inicio de las convulsiones (p. ej., alucinaciones olfativas, marcha jacksoniana, automatismos). Aunque los curanderos tradicionales reconocen una tendencia familiar a algunas convulsiones y respaldan las causas de la epilepsia sintomática, creen que la brujería juega un papel central y provocador en la mayoría de las convulsiones. El tratamiento se inicia después de la primera convulsión y generalmente incorpora ciertos productos vegetales y animales. Los pacientes que no experimentan más convulsiones se consideran curados. Aquellos que no respondan a la terapia pueden ser referidos a otros curanderos. Los signos de enfermedad sistémica concomitante son la razón más común de derivación a un hospital.

Los curanderos tradicionales obtienen historias detalladas de eventos, se enfocan en el tratamiento y pueden referir a los pacientes que tienen convulsiones refractarias a otros curanderos. En algunas circunstancias, reconocen el papel de la atención médica moderna y derivan a los pacientes al hospital. Dado su predominio como proveedores de atención para personas con epilepsia, es importante comprender mejor su enfoque de la atención. Se necesitan relaciones de colaboración entre médicos y curanderos tradicionales si esperamos cerrar la brecha de tratamiento en África.

De los cuarenta millones de personas con epilepsia en todo el mundo, el ochenta por ciento vive en países en desarrollo. En África, entre dos tercios y tres cuartas partes de la población rural prácticamente no tienen acceso a instalaciones sanitarias modernas. A pesar de los movimientos para descentralizar la atención de la salud, los recursos han permanecido en gran medida centralizados y mal asignados. Los pacientes deben viajar largas distancias para buscar atención médica. Los costos de viaje pueden ser prohibitivos. Los retrasos para ver a los proveedores de atención médica con exceso de trabajo pueden ser considerables. Los pacientes pueden llegar y encontrar personal con licencia, medicamentos agotados o proveedores médicos que carecen de la experiencia necesaria. Las tarifas de los usuarios disuaden aún más la búsqueda de atención médica, particularmente en poblaciones de pacientes vulnerables. Aquellos que superan estos obstáculos y acceden a las instalaciones médicas pueden incurrir en gastos adicionales para comprar medicamentos o viajar para recogerlos.

Las personas con epilepsia son especialmente propensas a encontrar barreras para la atención médica. Las convulsiones recurrentes pueden limitar la capacidad de una persona para realizar el trabajo manual necesario para la vida rural, la epilepsia provoca pérdidas económicas. En África, la epilepsia se asocia con un tremendo estigma, que puede empeorar las desventajas sociales y económicas. Cuando la epilepsia no recibe el tratamiento adecuado y es estigmatizada, las personas con epilepsia tienen menos posibilidades de empleo y menos posibilidades de ganarse la vida. Es posible que no puedan movilizar las redes sociales necesarias para proporcionar el transporte, la asistencia financiera, el alojamiento y el apoyo psicológico necesarios para buscar atención en centros médicos distantes y con pocos recursos.

En este contexto, no sorprende que las personas con epilepsia busquen atención de curanderos tradicionales en lugar de médicos. Los curanderos tradicionales no solo son más accesibles físicamente para los pacientes, sino que también ofrecen una mayor familiaridad cultural y conceptual. La atención hospitalaria se centra en la enfermedad y es posible que no pueda ofrecer explicaciones de la causa de la enfermedad de una manera ecológicamente válida. Por el contrario, los curanderos tradicionales se enfocan en los pacientes y sus entornos sociales más que en sus dolencias particulares, enfatizando fuertemente el contexto psicológico y social de la enfermedad. Los pacientes en las culturas tradicionales a menudo creen que los conflictos psicológicos y sociales son una de las principales causas de la enfermedad; el fracaso de la medicina moderna para abordar estas preocupaciones puede disminuir el poder percibido de las intervenciones médicas modernas.

Es probable que aumente la dependencia de los modos tradicionales de atención de la salud en África a medida que aumenta la brecha entre las necesidades y los recursos de atención de la salud debido a la creciente carga de la pobreza y la incesante epidemia del virus de la inmunodeficiencia humana (VIH). Ya el setenta por ciento de los pacientes en algunas áreas inicialmente buscan atención médica de curanderos tradicionales. Los gobiernos de los países en desarrollo han iniciado un diálogo con los curanderos tradicionales para facilitar alguna asociación con el sector formal de la salud. Recientemente, Sudáfrica aprobó una ley para autorizar a unos doscientos mil curanderos tradicionales. A pesar del predominio global de la curación tradicional para personas con epilepsia y los esfuerzos continuos para incorporar a los curanderos tradicionales en el sistema médico formal, sabemos muy poco sobre cómo los curanderos tradicionales abordan la atención de la epilepsia.

Había un niño de cuatro años que tuvo una convulsión tónico-clónica generalizada mientras estaba al cuidado de los abuelos paternos. Los abuelos paternos consultaron a un curandero, quien atribuyó la convulsión al espíritu enojado del padre muerto del niño. Después de la muerte del padre, los abuelos paternos confiscaron los bienes de la familia, incluido este niño, dejando a la madre en la indigencia. La madre tenía epilepsia y los abuelos paternos no creían que fuera una madre apta, aunque tomaba fenobarbital (PB) con buen control de las crisis. El curandero tradicional invocó esta violación de la herencia legítima como la causa de las convulsiones del niño y abogó por que el niño y algunas de sus posesiones debían ser devueltos a la madre para que cesaran las convulsiones. El niño continuó teniendo convulsiones intermitentes y tuvo al menos dos episodios de estado epiléptico, posiblemente en el marco de la malaria. Eventualmente, los abuelos devolvieron el niño a la madre.

La madre llevó al niño a otro curandero tradicional, quien lo trató con tiendas de campaña de vapor a base de hierbas. Durante una de las sesiones de cocción al vapor, el niño cayó sobre una olla de vapor hirviendo y sufrió quemaduras en la frente. El curandero tradicional le había asegurado a la madre que con un tratamiento completo, las convulsiones cesarían. Sin embargo, cuando la madre no pudo pagar el precio de una cabra viva, el curandero tradicional se negó a completar el tratamiento. Entonces la madre decidió buscar atención en el hospital.

La mayoría de los curanderos tradicionales creen que la brujería es responsable hasta cierto punto de las convulsiones. La fuerte creencia en la brujería y la capacidad sostenida para el pensamiento mágico evidente en el África rural puede ser difícil de apreciar para los occidentales. Estas creencias no se limitan a los incultos. Algunos de los trabajadores de la salud capacitados que entrevistamos, incluidos los médicos, creen que la brujería juega un papel en la causa de las convulsiones.

La creencia en la brujería como causa última de la afección no descarta atribuir causas próximas a las convulsiones. Por ejemplo, un hechizo lanzado sobre alguien podría causarle convulsiones durante un ataque de malaria, cuando de otra manera la malaria no causaría convulsiones. Los curanderos informaron de una amplia gama de circunstancias específicas que pueden provocar convulsiones.

Los curanderos tradicionales están de acuerdo en que no se debe colocar nada en la boca del paciente. Aprobaron "soplar humo por la nariz" para tratar de detener la convulsión. También identificaron secreciones corporales (orina, heces, flatulencias (gas del estómago) y saliva) como sustancias contagiosas que podrían transmitir convulsiones a los transeúntes. Se pueden recomendar tratamientos para "inmunizar" a los miembros de la familia contra la epilepsia. Los curanderos tradicionales avalan la importancia de dar al paciente una explicación de la convulsión.

Las convulsiones inducidas por la brujería se pueden curar mediante el tratamiento con un antídoto que contiene los mismos ingredientes que se usaron en la brujería original. Las fallas en el tratamiento ocurren cuando el sanador no puede identificar y obtener los ingredientes correctos. Los ingredientes populares para el tratamiento de la epilepsia utilizados tanto por los curanderos tradicionales como por los trabajadores de la salud de los hospitales eran productos de animales que mostraban comportamientos similares a convulsiones o pérdida del conocimiento. Algunos casos de epilepsia no se pueden curar. Las quemaduras se consideran un signo de epilepsia intratable. Muchos curanderos creen que la quemadura en sí misma de alguna manera sella el destino de la víctima. Otros estudios han confirmado creencias similares entre curanderos tradicionales en otras regiones africanas.

Los curanderos tradicionales pueden referir a los pacientes a otro curandero si fallan sus propias terapias. Se hacen referencias a un sanador más poderoso o uno que tiene acceso a diferentes ingredientes para usar en el tratamiento. Los curanderos tradicionales también reconocen el papel de la medicina moderna en el tratamiento de las convulsiones e informan que, en ocasiones, derivan a los pacientes al hospital, especialmente cuando las convulsiones ocurren en el contexto de ciertas otras afecciones. Las intervenciones médicas específicas, como los "goteos", las inyecciones y el cuidado de heridas, también se mencionaron como razones para enviar a los pacientes al hospital. Algunas veces los pacientes son referidos simplemente porque el curandero siente que su cuidado ha fallado.

Las limitaciones económicas significativas en África continúan inhibiendo el desarrollo de los sistemas de salud y, en el futuro previsible, los sistemas médicos modernos por sí solos no pueden cerrar la brecha de tratamiento para las personas con epilepsia. A pesar de numerosos estudios antropológicos y algunos epidemiológicos, que enfatizan el importante papel de promoción de la salud de los curanderos tradicionales en África, la atención médica moderna a menudo ha visto a los curanderos tradicionales con una mezcla de escepticismo y sospecha. Los curanderos tradicionales son una parte integral de la situación de la atención de la salud en África, y es probable que fracasen los intentos de intervenir médicamente, sin la colaboración de los curanderos tradicionales.

Las personas con convulsiones caracterizadas por fenómenos sensoriales o motores focales generalmente tienen escarificaciones de curanderos tradicionales o tatuajes en la región afectada al inicio de las convulsiones. Esto muestra que los curanderos tradicionales informan que obtienen historias detalladas del inicio de las convulsiones. Las quemaduras en personas africanas con epilepsia se asocian con convulsiones frecuentes y, por lo tanto, probablemente sean indicativas de una baja probabilidad de ausencia de convulsiones.

Las medicinas tradicionales no siempre son benignas. Las consecuencias negativas pueden resultar del cuidado de un curandero tradicional, como las quemaduras del niño. La atención brindada por los curanderos tradicionales puede consumir importantes recursos financieros, pero es posible que la atención de los curanderos tradicionales no carezca completamente de beneficios. Si el tratamiento de un curandero permite que los familiares de una persona con epilepsia ya no teman el contagio, tal vez la familia esté más dispuesta a ayudar a la persona con epilepsia cuando experimenta convulsiones: sacarlos del fuego, evitar que se ahoguen. Además, después de una primera convulsión, algunas personas se preocupan constantemente por la posibilidad de otra convulsión. Muchos nunca tendrán una segunda convulsión, o la próxima convulsión no se producirá durante meses o años. Quizás el tratamiento ritual del curandero tradicional alivia esta preocupación y permite que la persona regrese al redil social como “normal”. A veces, los curanderos tradicionales parecen funcionar como la conciencia moral de la comunidad, señalando los tabúes rotos y las normas violadas.

Independientemente de cómo elijamos ver a los curanderos tradicionales y su atención, desde la perspectiva de las personas con epilepsia en las zonas rurales de África, estas personas son figuras centrales en la prestación de atención médica. La prominencia de los curanderos tradicionales en la vida de las personas con epilepsia requiere que entendamos y reconozcamos su cuidado. Cualquier intervención destinada a aumentar el acceso a la atención y aliviar el estigma asociado con la epilepsia debe incluir a este grupo de proveedores.

No existen escuelas formales de formación ni libros escritos para curanderos tradicionales. En cambio, la mayoría de los curanderos obtienen sus conocimientos y habilidades de un miembro mayor de la familia, o los estudiantes pueden ser aprendices de un miembro que no sea de la familia. Las personas en África tienen ideas diferentes sobre las causas de la epilepsia y cómo tratar este problema, pero se comparten algunas ideas. Hay dos tipos de epilepsia. Una es una enfermedad causada por la brujería. Impulsada por los celos o el deseo de tener éxito en los negocios, una persona puede, a través de la magia, infligir epilepsia a otra. Es posible que la víctima ya no pueda ganar dinero o que use todo su dinero para pagar tratamientos y buscar una cura. Una segunda forma básica de epilepsia se encuentra cuando más de un miembro de la familia tiene epilepsia. Esto puede no ser el resultado de la brujería. Esta forma es difícil de tratar y requiere que el curandero tradicional brinde tratamiento para prevenir la enfermedad en los miembros de la familia sin epilepsia. Al tratar el tipo causado por la brujería, el curandero usa sus poderes sobrenaturales para adivinar primero los ingredientes usados para infligir la brujería a la víctima. Puede usar ciertos objetos encantados para adivinar estos ingredientes. Luego debe reunir esos mismos ingredientes como antídoto. Los ingredientes comunes son partes de insectos o animales que tienen convulsiones (por ejemplo, cierto insecto que, cuando se le molesta, se contonea y luego se hace el muerto). El bebé arbusto finge estar muerto para evitar el ataque. Estos son ingredientes buscados. Dichos insectos o partes de animales se mezclan con partes de plantas en la misma proporción que las utilizadas para infligir la epilepsia. Luego, la mezcla se aplica sobre la piel, se inhala o se come. Para el tipo de epilepsia que se encuentra en las familias, el tratamiento se enfoca en proteger a los miembros de la familia sin epilepsia. Cuando un paciente así acude al curandero tradicional, otros miembros de la familia reciben tratamientos para prevenir la propagación de la enfermedad. La necesidad de tal tratamiento es que las convulsiones de este tipo de epilepsia pueden ser contagiosas. Creen que el contagio proviene de la saliva, las heces o la orina que, si se tocan durante o después de una convulsión, pueden transmitir la enfermedad. El tratamiento no siempre es efectivo. Cuando un curandero tradicional admite que no puede conocer o localizar los mismos ingredientes que se utilizan para causar la epilepsia, puede referirse a otro curandero tradicional. Algunos curanderos tradicionales creen que si una persona se quema durante una convulsión, los ataques no se pueden curar, por lo que muchos curanderos tradicionales no intentarán tratar a los epilépticos con antecedentes de quemaduras. Muchos de estos pacientes van al hospital para el tratamiento de las quemaduras pero acudirán a otros curanderos para el tratamiento de la epilepsia. Los curanderos tradicionales derivan al hospital a los pacientes cuyo tratamiento ha fallado. También pueden recibir autorreferencias del hospital. Los fracasos de los tratamientos de los médicos modernos se deben a su impotencia frente a la brujería oa la dosificación insuficiente de los medicamentos.

Mito 40: Aplicar pimienta u otros brebajes en los ojos puede curar la epilepsia

La aplicación de brebajes en los ojos no puede curar la epilepsia. La epilepsia se trata tradicionalmente con medicamentos anticonvulsivos. Aunque pueden ser extremadamente útiles, es posible que estos medicamentos no funcionen para todos y, como con cualquier medicamento, conllevan el riesgo de efectos secundarios.

Algunas personas con epilepsia recurren a tratamientos naturales y terapias alternativas para ayudar a aliviar sus síntomas o complementar sus tratamientos. Desde hierbas y vitaminas hasta biorretroalimentación y acupuntura, hay varios para elegir.

Aunque algunos tratamientos naturales están respaldados por una modesta cantidad de investigación, muchos no lo están. Hay mucha menos evidencia que respalde los tratamientos naturales para la epilepsia que la medicina convencional.

Si está interesado en agregar algo nuevo a su régimen de tratamiento para la epilepsia, hable con su médico. Es posible que encuentre algunos tratamientos naturales que pueden complementar su plan de tratamiento actual. Sin embargo, algunas hierbas son peligrosas y pueden interactuar con medicamentos efectivos.

Trabajar con un médico para descubrir los tratamientos adecuados para usted puede ayudarlo a evaluar los posibles beneficios y riesgos, así como dejar que le aconseje sobre los pasos.

Con un mercado y un interés público cada vez mayores, los tratamientos a base de hierbas se han disparado en popularidad. Parece que hay una hierba para cada dolencia. Algunas de las hierbas más utilizadas para la epilepsia son: zarza ardiente, hierba de tierra, hidrocotiledónea, lirio de los valles, muérdago, artemisa, peonía, escutelaria, árbol del cielo y valeriana.

Según un estudio de 2003, un puñado de remedios a base de hierbas utilizados en la medicina tradicional china, kampo japonesa y ayurveda india han mostrado efectos anticonvulsivos. Aún así, no hay estudios aleatorios, ciegos y controlados que respalden sus beneficios. La seguridad, los efectos secundarios y las interacciones no están bien estudiados.

Algunas de las hierbas naturales enumeradas anteriormente pueden causar enfermedades, incluso la muerte. Actualmente, no hay suficientes pruebas científicas de que la mayoría de los remedios a base de hierbas traten con éxito la epilepsia. La mayoría de las pruebas no son fiables.

La Administración de Alimentos y Medicamentos (FDA) tampoco regula los suplementos herbales. Las hierbas a veces causan efectos secundarios desagradables, como dolores de cabeza, erupciones cutáneas y problemas digestivos. Aunque algunas hierbas pueden ayudar con la epilepsia, otras pueden empeorar sus síntomas.

Hierbas a evitar: Gingko biloba y hierba de San Juan (pueden interactuar con medicamentos anticonvulsivos), kava, pasiflora y valeriana (pueden aumentar la sedación), ajo (puede interferir con los niveles de su medicamento), manzanilla (puede prolongar los efectos de su medicamento), Schizandra (puede causar convulsiones adicionales), Suplementos de hierbas que contienen efedra o cafeína (pueden empeorar las convulsiones; estos incluyen guaraná y kola), Té de menta

Ciertas vitaminas pueden ayudar a reducir la cantidad de convulsiones causadas por algunos tipos de epilepsia, pero tenga en cuenta que las vitaminas por sí solas no funcionan. Pueden ayudar a que algunos medicamentos funcionen de manera más efectiva o ayudar a reducir la dosis necesaria. Siga las instrucciones de su médico antes de tomar suplementos vitamínicos para prevenir una posible sobredosis.

La vitamina B6 se usa para tratar una forma rara de epilepsia conocida como convulsiones dependientes de piridoxina. Este tipo de epilepsia generalmente se desarrolla en el útero o poco después del nacimiento. Es causada por la incapacidad de su cuerpo para metabolizar adecuadamente la vitamina B-6. Aunque la evidencia es prometedora, se necesita más investigación para determinar si la suplementación con vitamina B-6 beneficia a las personas con otros tipos de epilepsia.

La deficiencia grave de magnesio puede aumentar el riesgo de convulsiones. Investigaciones anteriores sugieren que la suplementación con magnesio puede reducir las convulsiones. Los investigadores indican que se necesitan más ensayos controlados aleatorios para comprender mejor los efectos potenciales del magnesio sobre la epilepsia.

Algunas personas con epilepsia también pueden tener una deficiencia de vitamina E. Un estudio de 2016 encontró que la vitamina E aumenta las capacidades antioxidantes. Esta investigación también sugirió que ayuda a disminuir las convulsiones en personas con epilepsia cuyos síntomas no se controlan con medicamentos convencionales. El estudio concluyó que la vitamina E puede ser segura para tomar con medicamentos tradicionales para la epilepsia. Sin embargo, se necesita más investigación.

Los medicamentos utilizados para tratar la epilepsia también pueden causar deficiencia de biotina o vitamina D y empeorar sus síntomas. En estos casos, su médico puede recomendarle vitaminas para ayudar a controlar su condición.

Los bebés con convulsiones causadas por deficiencia de folato cerebral pueden beneficiarse de la suplementación. La suplementación con ácido fólico en personas con epilepsia y deficiencia de folato por otros factores puede causar más daño que bien. Tómelo solo bajo la supervisión de su médico.

Ciertos cambios en la dieta también pueden ayudar a disminuir las convulsiones. La dieta más conocida es la dieta cetogénica, que se centra en comer una mayor proporción de grasas. La dieta cetogénica se considera una dieta baja en carbohidratos y baja en proteínas. Se cree que este tipo de patrón de alimentación ayuda a disminuir las convulsiones, aunque los médicos no saben exactamente por qué. Los niños con epilepsia a menudo se someten a la dieta cetogénica. Muchas personas encuentran desafiantes las restricciones. Aún así, este tipo de dieta podría complementar otras medidas de tratamiento para ayudar a reducir las convulsiones.

En 2002, Johns Hopkins Medicine creó una dieta Atkins modificada como una alternativa baja en carbohidratos y rica en grasas a la dieta cetogénica para adultos con epilepsia. La organización indica que estudios recientes muestran que la dieta reduce las convulsiones en casi la mitad de quienes la prueban. No es necesario ayunar ni contar calorías. A menudo se observa una disminución de las convulsiones en unos pocos meses.

Algunas personas con epilepsia tratan de controlar su actividad cerebral para reducir la tasa de convulsiones. La teoría es que si puede detectar los síntomas de una convulsión inminente, es posible que pueda detenerla. Muchas personas con epilepsia experimentan síntomas de aura unos veinte minutos antes de que ocurra una convulsión. Puede notar olores inusuales, ver luces extrañas o tener visión borrosa. Es posible que sienta síntomas durante varios días antes del evento. Estos síntomas pueden incluir: ansiedad, depresión, fatiga y/o fuertes dolores de cabeza.

Los métodos de autocontrol se utilizan para prevenir o disminuir la intensidad de la convulsión una vez que llega. Hay varias técnicas, todas las cuales requieren buena concentración y atención. Los ejemplos son: meditación, caminar, sumergirse en una tarea, oler un olor fuerte o literalmente decir "no" a la convulsión. El problema con estos métodos es que no existe una técnica única para detener una convulsión. Y no hay garantía de que alguno de ellos funcione siempre.

Otro enfoque implica la biorretroalimentación. Al igual que las medidas de autocontrol, el propósito del proceso es tomar el control de su actividad cerebral. La biorretroalimentación utiliza sensores eléctricos para alterar las ondas cerebrales. Al menos un estudio encontró que la biorretroalimentación redujo significativamente las convulsiones en personas con epilepsia que no podían controlar sus síntomas con medicamentos convencionales. Los fisioterapeutas suelen utilizar la biorretroalimentación. Si está interesado en conocer más sobre este procedimiento, busque un profesional con credenciales. Puede ser difícil manejar su condición solo con autocontrol y biorretroalimentación. Ambos procedimientos requieren tiempo, persistencia y consistencia para dominarlos. Si decides ir por este camino, sé paciente. No reduzca ni deje de tomar ningún medicamento recetado sin la aprobación de su médico.

Los tratamientos de acupuntura y quiropráctica a veces se consideran alternativas al tratamiento convencional de la epilepsia. Todavía no se comprende exactamente cómo ayuda la acupuntura, pero la antigua práctica china se usa para ayudar a aliviar el dolor crónico y otros problemas médicos. Se cree que al colocar agujas finas en partes específicas del cuerpo, los practicantes ayudan al cuerpo a curarse a sí mismo.

La acupuntura puede cambiar la actividad cerebral para reducir las convulsiones. Una hipótesis es que la acupuntura puede controlar la epilepsia aumentando el tono parasimpático y cambiando la disfunción autonómica. La práctica suena bien en teoría, pero no hay evidencia científica que demuestre que la acupuntura sea un tratamiento efectivo para la epilepsia. Las manipulaciones espinales en el cuidado quiropráctico también pueden ayudar al cuerpo a curarse a sí mismo. Algunos quiroprácticos utilizan manipulaciones específicas para ayudar a controlar las convulsiones de forma regular. Al igual que la acupuntura, la atención quiropráctica no se considera una forma eficaz de tratamiento de la epilepsia.

En su mayor parte, la evidencia que respalda los tratamientos naturales para la epilepsia es anecdótica. No hay investigaciones que respalden el uso seguro. Tampoco existe un tratamiento único o remedio alternativo que funcione para todos. Su neurólogo es su mejor fuente de información y atención sobre la epilepsia. Tu cerebro es una red compleja. Cada caso es diferente y las convulsiones varían en gravedad y frecuencia. Diferentes tipos de epilepsia también responden a diferentes hierbas y diferentes medicamentos. Las hierbas u otros tratamientos naturales pueden interferir con los medicamentos y provocar convulsiones.

Muchas personas prueban diferentes métodos de tratamiento hasta que encuentran el que funciona mejor para ellos. La epilepsia es un trastorno grave y es importante prevenir las convulsiones. Los tratamientos naturales pueden complementar su tratamiento médico. En algunos casos, estas terapias pueden incluso mejorar su tratamiento. Sin embargo, a pesar de su potencial, los tratamientos naturales aún presentan riesgos significativos. Este es especialmente el caso de las hierbas y las vitaminas, ya que pueden interactuar con algunos medicamentos. Algunos suplementos pueden incluso ser tan poderosos como los medicamentos convencionales. Asegúrese de consultar a su médico antes de agregar hierbas o suplementos a su régimen.

No debe descartar los tratamientos naturales para la epilepsia, sino tratarlos como opciones separadas para el cuidado de la epilepsia. Tome nota de los métodos que le interesan y discútalos con su médico antes de probarlos. La forma más segura de tratar la epilepsia es en plena consulta con su neurólogo. Agregar hierbas u otros tratamientos sin consultarlos puede interferir con la efectividad de su medicamento y puede causar más convulsiones.

Mito 41: Los pies ardientes pueden curar la epilepsia

Ideas que nos parecen muy extrañas han dado forma a la visión de la epilepsia a lo largo de nuestra historia. Se han intentado varias curas creativas, pero en su mayoría ineficaces. Escritos más antiguos atestiguan el hecho de que las personas con ataques epilépticos han sido discriminadas a lo largo de la historia. Difícilmente podemos imaginar cómo era vivir con tales convulsiones en una era en la que la gente creía que eran causadas por espíritus malignos y que los espíritus podían afectar o infectar a otros.

Un conocido neurólogo afirmó que la historia de la epilepsia podría resumirse en cuatro mil años de ignorancia, aprensión y estigma, seguidos de cien años de conocimiento, aprensión y estigma. En la Noruega contemporánea, tanto los niños como los adultos con epilepsia pueden contar historias de exclusión debido a la aprensión y el miedo en la sociedad. Los mitos que rodean a la epilepsia perduran y muchos de ellos aún persisten. Los médicos y el personal de salud deben buscar desmitificar la epilepsia y así ayudar a mejorar la calidad de vida de los pacientes.

A lo largo de la historia, la epilepsia ha sido conocida por muchos nombres. El término epilepsia fue introducido por Hipócrates y se deriva del griego "agarrar, agarrar". Se han utilizado muchas otras designaciones: la enfermedad sagrada, la gran enfermedad, la enfermedad que cae y muchas otras (en noruego: fallsott, brotfall, fang, fangkrampe, ilske, brot, krampeslag, slau, begavning), incluida la enfermedad malvada/ malvada. y locura

El término "la enfermedad de la caída" refleja la creencia de que durante una convulsión, la víctima caería al suelo hacia el Infierno y el Diablo. "Fang" o "fangkrampe" se refiere a la creencia de que las criaturas del inframundo agarrarían o abrazarían al que sufre, y los calambres son sus intentos de luchar para liberarse de este abrazo.

La designación "comienzo" ("regalo") atestigua el hecho de que la epilepsia también estaba asociada con habilidades especiales, incluida la capacidad de curar a otros. En Noruega, Knut Rasmussen Nordgarden (1792 – 1876) es probablemente la figura más conocida. Vivía en VestreGausdal y se hacía llamar Knut el Sabio. La gente venía a él de todas partes para ser curada de enfermedades.

Se usó "la enfermedad sagrada" porque la gente también creía que los epilépticos tenían contacto con Dios. Un ejemplo es Christina the Astonishing (1150 – 1224), también conocida como Christina Mirabilis. Era una campesina pobre y huérfana de Bélgica que sufrió un grave ataque epiléptico a una edad temprana. Tras el decomiso la gente creyó que estaba muerta y procedieron a enterrarla. De repente Christina gritó: "¡El hedor del pecado humano es insoportable para mí!" Más tarde en la vida, realizó una serie de actos milagrosos. Se ha convertido en un símbolo del sufrimiento humano y de la necesidad de desterrar el estigma y los prejuicios.

El término "locura" se deriva de la noción de que los trastornos mentales estaban estrechamente relacionados con las fases de la luna. En Noruega, el diagnóstico insaniaepileptica (locura epiléptica) se utilizó durante algún tiempo. En 1925, un total de doscientas veintitrés personas fueron hospitalizadas con este diagnóstico. El término "histeroepilepsia" fue acuñado por el neurólogo francés Jean Martin Charcot para describir las convulsiones que sufrían los pacientes neuróticos después de haber observado ataques epilépticos en pacientes en la misma sala.

En la Antigüedad, la epilepsia se consideraba una enfermedad sagrada infligida por los dioses. El tratamiento consistía en sacrificios y rituales religiosos presididos por sacerdotes.

Durante siglos, se creía que la epilepsia era causada por espíritus malignos, duendes y demonios ("morbusdaemonicus"). La epilepsia también estaba relacionada con la brujería. Un manual de 1494, Malleus Maleficarum (El martillo de las brujas), afirma que las brujas tenían características especiales, incluidos ataques epilépticos.

Los cuentos populares nórdicos de los siglos XVII, XVIII y XIX muestran que se pensaba que la epilepsia era el resultado de incidentes durante el embarazo. La mujer embarazada debe evitar ser "negligente"; de lo contrario, el niño sufriría la enfermedad de caída. Las mujeres embarazadas necesitaban evitar con cuidado cualquier cosa que se hubiera derrumbado. Por ejemplo, no deben trepar por encima de una valla derrumbada, no presenciar a nadie que esté deshaciendo un tejido y no dejar caer ningún objeto al suelo. Si vieron a alguien caerse, invariablemente deberían ayudarlo a ponerse de pie para evitar las fuerzas de la magia. En el pueblo de Slätthög en Småland, Suecia, se decía que uno debía tener cuidado de no verter el agua del baño de un niño directamente al suelo. De ser así, el agua alcanzaría a las criaturas del inframundo, quienes luego buscarían venganza infligiendo epilepsia al niño.

También era una noción generalizada que la epilepsia podía ser el castigo de Dios por los actos malvados perpetrados por el enfermo o sus antepasados.

La cristianización reforzó la creencia en la curación mediante rituales religiosos. El Nuevo Testamento describe cómo Jesús sanó a un niño que sufría de "locura", es decir, epilepsia: "Y reprendió Jesús al diablo, y se apartó de él; y el niño quedó curado desde aquella misma hora". Las curas más utilizadas incluían la oración, el ayuno, los sacrificios y los exorcismos (expulsión de demonios). Ciertos santos también fueron invocados.

"Poner la enfermedad en el suelo" era un principio de tratamiento común. Para llevar las enfermedades al suelo, el paciente podría, por ejemplo, colocar en el suelo un brazo que estuviera temblando durante una convulsión. "Empujar", es decir, empujar al paciente a través de una abertura natural, como una grieta de piedra o un árbol hueco, también podría ayudar a prevenir las convulsiones.

También se creía que llevar un amuleto o una cartera llena de órganos secos de animales alrededor del cuello podía tener un efecto curativo. Otras formas de tratamiento incluían la castración, la sangría, las sanguijuelas y la craneotomía (para liberar los malos espíritus), las cenizas de la ropa quemada que se usó durante las convulsiones, las hierbas, varios metales, la sangre humana y animal, la orina y los cráneos humanos triturados. Los métodos eran ineficaces en el mejor de los casos y directamente dañinos en el peor. La sangría también se utilizó como cura para la epilepsia. Beber sangre humana o animal también se usaba con frecuencia como método de tratamiento.

En los primeros días de la imprenta, los manuales de hierbas jugaron un papel importante. Los libros a menudo eran bendecidos por el obispo local, quien especificaba que "esta hierba ayudará, si Dios quiere".

Las sales de bromuro se introdujeron en el tratamiento de la epilepsia en Noruega en la década de 1930 y se mantuvieron en uso hasta alrededor de 1950. Las sales a menudo se añadían al pan. La práctica continuó a pesar de que se habían introducido otras drogas más eficaces. Las sales de bromuro redujeron las convulsiones, pero podrían tener efectos adversos graves, como forúnculos grandes en la piel. Desafortunadamente, la historia muestra que una vez que se ha introducido un método de tratamiento, puede pasar mucho tiempo antes de que se abandone, aunque se haya demostrado que es dañino.

La lobotomía se utilizó como método de tratamiento en los hospitales psiquiátricos noruegos desde la década de 1940 hasta 1957. Se sabe menos que las personas con epilepsia también fueron sometidas a este tratamiento, lo que resultó en diversos grados de daño cerebral. Algunos de los que no padecían epilepsia previamente desarrollaron epilepsia posoperatoria, así como otros signos de lesiones en el lóbulo frontal.

A lo largo de muchos siglos, ciertas formas de ataques epilépticos, por ejemplo ataques parciales complejos caracterizados por un comportamiento distante y extraño, se interpretaron como locura. Cuando se establecieron asilos psiquiátricos en el siglo XIX, muchos epilépticos fueron enviados allí.

A finales del siglo XIX, la epilepsia se consideraba una enfermedad degenerativa. "La llamada degeneración epiléptica incluye el desarrollo de un desequilibrio mental, defectos morales, mendacidad, falta de carácter, a menudo dipsomanía y predilección por la vagancia".

Dell describió así las características de las personas con epilepsia: el paciente estaba "loco y malévolo con una propensión a ataques impredecibles de violencia y locura, quizás tendencias asesinas y seguramente depravación moral". La hiperreligiosidad, la hipergrafia y la hiposexualidad también han sido consideradas como características de la personalidad epiléptica.

Marcadas por el estigma social que acompañó al diagnóstico, las personas con epilepsia de todas las edades han tenido dificultades para encontrar trabajo. Muchos se vieron obligados a mendigar, otros aceptaron trabajos ocasionales y otros se quedaron sin recursos. En el mundo en general, el desempleo sigue siendo alto entre las personas con epilepsia y la discriminación en el mercado laboral sigue siendo común, incluso en el siglo XXI.

El psiquiatra alemán Hans Berger, quien descubrió la electroencefalografía (EEG) en 1924, fue el primero en demostrar que la epilepsia estaba asociada con una actividad eléctrica anormal en el cerebro. Desafortunadamente, esto no ayudó a cambiar la opinión de las personas sobre la epilepsia de manera apreciable.

En Alemania, en la década de 1920, se suponía que el ochenta por ciento de los que vivían en las colonias de epilepsia tenían una forma hereditaria de epilepsia. Esta época estuvo marcada por las ideas de higiene racial. A las personas con enfermedades hereditarias, incluida la epilepsia, se les prohibiría tener hijos. Se iniciaron las esterilizaciones forzadas y el exterminio de todos los niños discapacitados menores de tres años. En la práctica, todas las personas discapacitadas hasta la edad de diecisiete años fueron asesinadas.

En el período 1907 – 1964, un total de sesenta mil personas con epilepsia fueron esterilizadas, incluidas treinta en Noruega. En Noruega hasta 1969, todo el mundo estaba obligado a revelar su epilepsia antes del matrimonio. Si se retiene dicha información, el matrimonio podría anularse.

La rectificación de mitos y conceptos erróneos sobre la epilepsia ha sido un proceso lento. Hasta el día de hoy, muchos experimentan los prejuicios como una carga adicional tan difícil de sobrellevar como la propia epilepsia. Esta es la razón por la que tantas personas con epilepsia sufren de depresión y ansiedad y no les gusta que los demás sepan que tienen epilepsia. Esto no es aceptable, pero podemos mejorar la vida de las personas con epilepsia creando conciencia sobre el trastorno.

Gracias

Me gustaría agradecer especialmente a todos mis lectores y simpatizantes, así como a todos los miembros de mi grupo de Facebook: "Preguntas y respuestas sobre epilepsia" que ayudan a apoyar y crear conciencia sobre la comunidad de epilepsia y sus familiares y amigos. . Por favor, deje una reseña sobre mi/s libro/s en la plataforma que haya elegido.

Don't miss out!

Visit the website below and you can sign up to receive emails whenever Bernadette Booysen publishes a new book. There's no charge and no obligation.

https://books2read.com/r/B-A-JSCV-SWOBC

BOOKS 2 READ

Connecting independent readers to independent writers.

Also by Bernadette Booysen

Epilepsy

My Lessons and Experiences

The Myths and the Facts

Los Mitos y los Hechos

الأساطير و الحقائق

�����

Die Mythen und die Fakten

I Miti e i Fatti

Os Mitos e os Fatos

Мифы и факты

���� �� ����

�����

Les mythes et les faits

Die Mites en die Feite

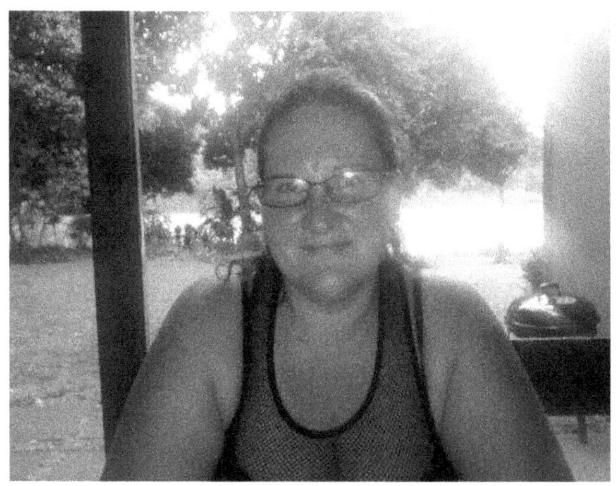

About the Author

En primer lugar, Hola, a todos mis lectores y seguidores actuales y futuros. Hace poco decidí comenzar este viaje para difundir la conciencia sobre la epilepsia en el mundo. A las personas con epilepsia, así como a sus amigos y familiares, les resulta difícil encontrar información precisa sobre la epilepsia que las personas "normales" puedan entender. Ahí es donde entran mis libros: explicaciones simples y fáciles de entender sobre muchos temas relacionados con la epilepsia.

También escribí una breve autobiografía sobre Mis lecciones y experiencias para mis lectores que estén interesados en mi historia personal y las cosas que he aprendido en mis años de lidiar con la epilepsia en el día a día. Algunos datos sobre mí: Soy esposa de un esposo maravilloso, solidario y comprensivo de veintitrés años, y madre de dos hermosos hijos, una niña y un niño, (bendiciones, ya que me dijeron que nunca podría tener mis propios hijos a causa de mi epilepsia). ¡Soy ama de casa y madre y recientemente me convertí en una autora publicada!

Este es un logro increíble para mí, así como para mi familia y amigos que me han apoyado en cada paso del camino. Sé que no parece mucho para la mayoría de la gente, ¡pero vendí siete libros en mi primer mes de haber publicado mi libro! Es maravilloso para mí porque se siente genial saber que al menos siete personas en todo el mundo ahora aprenderán más verdades sobre la epilepsia y podrán difundir ese conocimiento a otros, quienes luego difundirán más conciencia sobre la epilepsia que, con suerte, ayudará a todos a comprender esto. desorden mejor. Gracias a todos los que leen los libros que he escrito.

Sé que todos estamos muy ocupados llevando nuestras vidas y no siempre tenemos tiempo para hacer las pequeñas cosas, pero me gustaría rogarle a todos que dejen una breve reseña y un poco de información sobre ustedes y las razones de su interés en epilepsia, incluso si es solo para obtener más conocimiento sobre el trastorno o para encontrar algo interesante sobre lo que leer. ¡Me gustaría saber de ti y de tu historia también! ¡Gracias!

www.ingramcontent.com/pod-product-compliance
Ingram Content Group UK Ltd.
Pitfield, Milton Keynes, MK11 3LW, UK
UKHW021936190726
13853UKWH00004B/1476